ECG pocket 2nd Edition
Ralph Haberl

ポケット心電図

監訳
田邉　晃久　前・東海大学教授・循環器内科
吉岡公一郎　東海大学准教授・循環器内科

医学書院

Author: Ralph Haberl, M.D. (Cardiology, ECG)

© 2002 – 2006, by Börm Bruckmeier Publishing LLC
68 17th Street, Hermosa Beach, CA 90254
www.media4u.com
Second Edition

All rights reserved. This publication is protected by copyright. No part of it may be reproduced, stored in a retrieval system, or transmitted in any form or by any means – electronic, mechanical, photocopying, recording or otherwise, without the prior written permission of the publisher (Börm Bruckmeier Publishing LLC, www.media4u.com), except for brief quotations embodied in critical articles and reviews. For information write Börm Bruckmeier Publishing LLC, www.media4u.com.

© First Japanese edition 2007 by Igaku-Shoin Ltd., Tokyo
Printed and bound in Japan

ポケット心電図

発 行	2007年9月1日 第1版第1刷	
	2011年1月15日 第1版第2刷	
監 訳	田邉晃久・吉岡公一郎	
	たなべあきひさ よしおかこういちろう	
発行者	株式会社 医学書院	
	代表取締役 金原 優	
	〒113-8719 東京都文京区本郷1-28-23	
	電話 03-3817-5600（社内案内）	
印刷・製本	㈱アイワード	

本書の複製権・翻訳権・上映権・譲渡権・公衆送信権（送信可能化権を含む）は㈱医学書院が保有します．

ISBN 978-4-260-00482-4

JCOPY 〈（社）出版者著作権管理機構 委託出版物〉
本書の無断複写は著作権法上での例外を除き禁じられています．複写される場合は，そのつど事前に，（社）出版者著作権管理機構（電話 03-3513-6969，FAX 03-3513-6979，info@jcopy.or.jp）の許諾を得てください．

訳者一覧

【監訳】

田邉　晃久（前・東海大学教授・循環器内科）
吉岡公一郎（東海大学准教授・循環器内科）

【翻訳】

田邉　晃久
吉岡公一郎
椎名　　豊（東海大学准教授・循環器内科）
出口　喜昭（東海大学・循環器内科）
神田　茂孝（東海大学・循環器内科）
網野　真理（東海大学・循環器内科）
森野　禎浩（東海大学准教授・循環器内科）

序

　みなさんが医学書を購入する際に考えることは、自分が知識を得たいテーマについて1つ1つ細かく丁寧に触れられているかどうかではないだろうか？　しかしながら、本を読み終えてみると、十分知識が必ずしも身についていないと感じることはないだろうか。おそらくその理由は、1冊の本に取り上げられている内容が多すぎるためだと私は考える。

　本書は、心電図の知識を網羅したような専門的な教科書ではない。医学生、研修医を主な読者対象として、日常的にみる機会の多い心電図所見を中心に、多少まれな所見についても触れている。豊富な心電図とわかりやすいシェーマは、読者の理解の助けになるはずである。もちろん循環器内科医のエキスパートにとっては物足りないかもしれないが、プライマリケアに関わる臨床医にとって、必要十分な知識を含んだつもりである。したがって、多くの医師にとって、本書に掲載されている心電図をマスターしさえすれば、日常診療は十分カバーできるはずである。
　本書がみなさんの日々の診療にお役に立てれば幸いである。

　何年にも渡って私のアシスタントを果たしてくれた、Regine Pulter に感謝したい。

ミュンヘンにて　2006年2月

R. Haberl

監訳者の序

　心電図は、心肥大、心筋虚血、心筋梗塞、不整脈、電解質異常、ペースメーカー不全などの診断に欠かせず、日常診療において重要な役割を占めている。この点、難解な書籍ではなく、基本的な内容の漏れがない、簡便に利用できる、可能ならば随時ポケットに携行して見開きできる状態にある心電図テキストの刊行が望まれる。

　本書は、原著"ECG Pocket"を和訳したもので、いわゆる心電図学の修得を目的としたものではない。医学生、研修医、レジデントあるいは必ずしも循環器病診療を専門としない実地医がプライマリー・ケアで標準的な心電図を容易に理解でき、かつ常にポケット版として携帯できることを意図している。このため、重要な心電図実例やグラフを多く取り入れ、日常診療で記録した心電図と照らし合わせることにより容易に診断ができるよう工夫されている。循環器病棟やCCU・ICUに勤務する看護師にも有用と考える。

　この『ポケット心電図』は前述したように、英語版からの和訳である。翻訳するにあたって、直訳というより「心電図をより易しく理解するために」できるかぎり意訳とした。また、欧米での薬剤の用量や投与法は本邦とは若干異なる面があるため、必要に応じて本邦での標準用量、投与法に変更した。

本書が、第一線の医師、看護師のポケットに携帯され、日常診療で役にたつことができれば我々にとってこのうえない喜びである。
　最後に、この訳書の出版にあたっては、医学書院の大野智志氏のご協力をいただいた。心より御礼を述べたい。

2007年8月吉日

田邉晃久

目次

1 心電図の基本

1.1	刺激伝導系	1
1.2	心電図の波形と間隔	2
1.3	心電図の誘導	3
1.4	方法	7

2 正常心電図

2.1	正常心電図の特徴	8
2.2	軸測定	10
2.3	心電図の評価	15
2.4	小児の心電図正常値	22

3 心臓肥大

3.1	右房拡張(右房負荷)	23
3.2	左房拡張(左房負荷)	25
3.3	右室肥大	26
3.4	左室肥大	30

4 脚ブロック

4.1	総論	35
4.2	左脚前枝ブロック	40
4.3	左脚後枝ブロック	42
4.4	不完全左脚ブロック	44
4.5	完全左脚ブロック	45
4.6	機能的左脚ブロック	50
4.7	不完全右脚ブロック	52
4.8	完全右脚ブロック	57
4.9	二枝ブロック	60

5 房室ブロック

5.1	総論	65
5.2	I度房室ブロック	66
5.3	II度房室ブロック、Mobitz I型(Wenckebach型)	70
5.4	II度房室ブロック、Mobitz II型	72
5.5	III度房室ブロック	74

目次

6 心筋虚血

- 6.1 基礎 79
- 6.2 冠動脈における虚血 82
- 6.3 心筋梗塞 88
- 6.4 非Q波心筋梗塞 107
- 6.5 運動負荷試験 110

7 徐脈性不整脈

- 7.1 補充調律 117
- 7.2 房室接合部補充調律 120
- 7.3 洞房ブロック 124
- 7.4 反射性徐脈 127
- 7.5 徐脈を伴う心房細動 135
- 7.6 心臓ペースメーカー 137

8 頻脈性不整脈

- 8.1 総論 144
- 8.2 洞性頻脈 145
- 8.3 心房細動 148
- 8.4 心房粗動 156
- 8.5 房室結節リエントリー性頻拍 160
- 8.6 Wolff-Parkinson-White (WPW) 症候群 166
- 8.7 心房頻拍 178
- 8.8 洞不全症候群 181
- 8.9 心房期外収縮 (PACs) 182
- 8.10 心室期外収縮 (PVCs) 184
- 8.11 持続性心室頻拍 191
- 8.12 心室細動 200
- 8.13 催不整脈作用 204
- 8.14 QT延長症候群 212

9 心膜炎、心筋症

- 9.1 急性心膜炎 215
- 9.2 低電位QRS波 219
- 9.3 拡張型心筋症 224
- 9.4 肥大型心筋症 225

10 電解質異常、薬剤

10.1 低カリウム血症　230
10.2 高カリウム血症　230
10.3 高カルシウム血症　231
10.4 低カルシウム血症　231
10.5 ジギタリスによる心電図変化　233
10.6 β遮断薬、Caチャネル拮抗薬　237

11 電極のつけ違いとアーチファクト

11.1 誘導電極のつけ違い　240
11.2 その他の障害とアーチファクト　245

索引　251
クイックリファレンス、付録　259

> **注**
>
> 本書に掲載されている心電図は、基本的に紙送り速度：25 mm/秒で記録されています。
>
> ＊の印がある心電図は、紙送り速度：50 mm/秒で記録されていますので、ご注意ください。

I. 心電図の基本

1.1 刺激伝導系

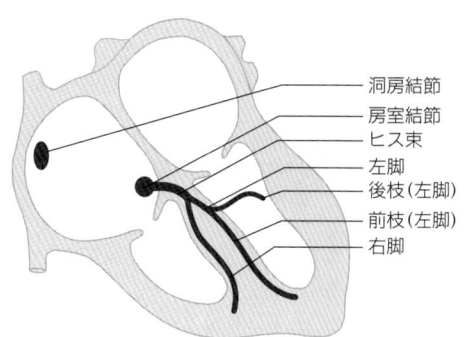

図1 心臓の刺激伝導系

　洞房結節は心臓の一義的な歩調取り部位で、60〜80拍/分の頻度で規則的な電気パルスを発生する。発生した電気的興奮(脱分極)は心房の伝導路を経由し房室結節へと進入する。房室結節においては伝導速度が遅延する。洞房結節が適切に機能しないと、房室結節で発生するパルスが歩調取りとなり40〜60拍/分の頻度に減少することがある。房室結節からの電気的興奮(脱分極)はヒス束を経て右脚、左脚に入る。左脚の興奮はさらに左脚前枝と左脚後枝に至る。

1. 心電図の基本

1.2 心電図の波形と間隔

　洞房結節の電気的興奮（脱分極）は体表面心電図では観察できない。心房の脱分極はP波によって示される。P波の初期成分は右房の脱分極に、続く成分は左房の脱分極に相当する。

　心房の再分極はQRS波内に含まれるため波形として観察できない。P波の終末部で心房は完全に脱分極され、パルスは房室結節を経てヒス束に進入する。Q波は心室中隔の脱分極を意味し、その後パルスは速い伝導速度でプルキンエ線維を経て心室に入る。QRS群の終末部で心室は完全に脱分極を終える。電気的機械的遅延のため、心室筋はQRS波の終末部で収縮を始める。正常なST部分は基線に一致し、S波の終末部で始まる。心室の再分極はT波に相当する。U波の意義については不明である。

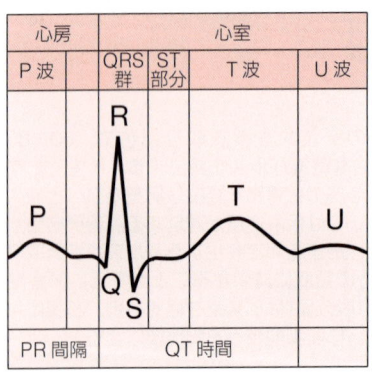

図2
心電図波形
ならびに間隔

1.3 心電図の誘導

標準的な心電図は以下の誘導で構成される。

1. アイントーフェン(Einthoven)の四肢誘導(Ⅰ、Ⅱ、Ⅲ)

双極誘導である。脱分極が＋と記されている方向に向かえば、波高は陽性となる。

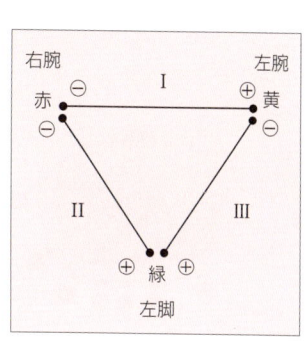 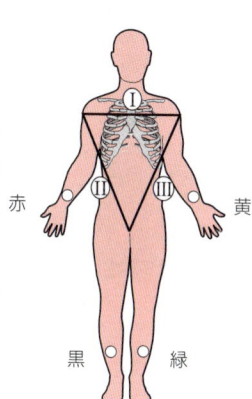

図3 アイントーフェンの四肢誘導　図4 四肢誘導の電極位置
三角図

1. 心電図の基本

2. ウィルソン(Wilson)の胸部(前胸部)誘導(V_1~V_6)

単極誘導である。各誘導はゼロ電位に対する実際の電位を計測する。電極は以下の位置に装着される。

V_1　胸骨右縁第4肋間
V_2　胸骨左縁第4肋間
V_3　V_2とV_4の中間
V_4　左鎖骨中線と第5肋間の交点
V_5　左前腋窩線と第5肋間の交点
V_6　左中腋窩線と第5肋間の交点

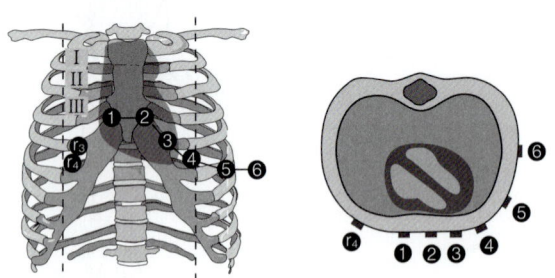

図5　単極胸部誘導の電極位置(左)と胸部横断面における心臓の投影像(右)

心電図の誘導 5

> **注意**
>
> 不適切な部位に電極を装着すると、たとえば第2肋間におくと前壁誘導ではR波の減高となり、陳旧性前壁心筋梗塞と誤診される可能性がある。
>
> 右室梗塞が疑われる場合は、胸部右側のV$_4$R誘導の記録が診断に有用である。

3. ゴールドバーガー(Goldberger)の増幅誘導 (aVR、aVL、aVF)

増幅誘導(augmented leads)は四肢の電位の記録によって得られる。その波高は増幅される。"a"は"augmented"を意味する。

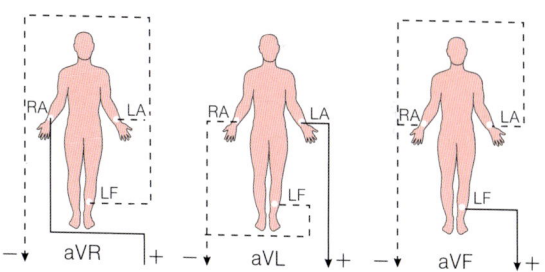

図6 増幅誘導(aVR、aVL、aVF)

1. 心電図の基本

心筋梗塞の部位

とくに心筋梗塞の診断をする際、関連する誘導にみられる病変の部位が重要である。そのガイドラインを以下の表にまとめる。

	梗塞部位										
	I	II	III	aVL	aVF	V_{4r}	V_2	V_3	V_4	V_5	V_6
心尖部	+			+			+	+	+		
前壁中隔							+	+			
前側壁	+			+						+	+
後側壁			+		+					+	+
下壁		+	+		+						
右心室			+		+	+	(+)				

図7 心筋梗塞部位と異常の現れる誘導

.4 方法

心電図記録紙は通常、25 mm/秒の速度、1 mV/cm の増幅で記録される。すなわち、記録紙の横軸1 cm は 400 ミリ秒＝0.4 秒に相当する。

本書の心電図の多くは 25 mm/秒の速度で記録されている。50 mm/秒の速度での心電図記録には＊印が付けられている。

心拍数は以下の式で求められる。

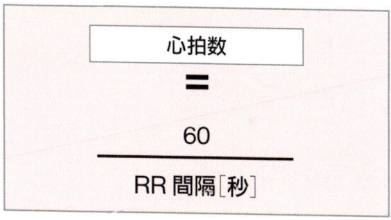

図8　心拍数の計算

2. 正常心電図

2.1 正常心電図の特徴

　異常のある心電図を判読することが最も重要であるが、その前に心電図の正常間隔を示す（図9）。

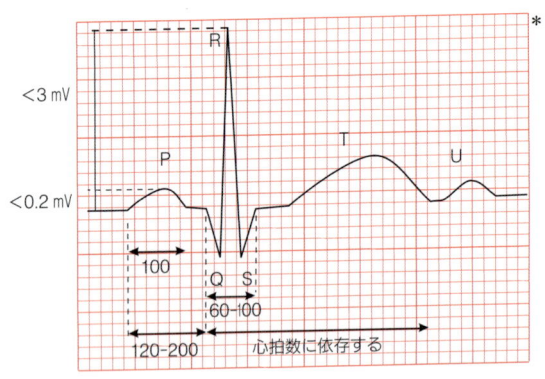

図9　心電図における正常間隔：P波<100ミリ秒、PR間隔<200ミリ秒、QRS幅<100ミリ秒

　すべての心電図間隔は最も顕著な幅を示す誘導で測定する。P波とQRS波は各々100ミリ秒を超えず、PR間隔は200ミリ秒を超えない。QT間隔は心拍数に依存する。先天性QT延長症候群あるいは薬剤による二次性QT延長症候群によって生じるQT延長（212ページ）は、重篤な不整脈を起

正常心電図の特徴　9

こす可能性がある。

　図10は、心拍数に依存するQT間隔の最小値から最大値までを示す。PR間隔の延長は「第一度房室ブロック」、QRS幅の延長は「脚ブロック」と呼ばれる。

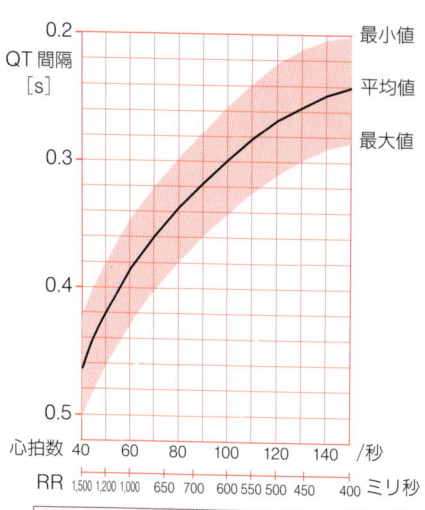

Bazett（バゼット）の式　　$QT_C = \dfrac{QT[秒]}{\sqrt{RR[秒]}}$
（n=0.40〜0.44）

図10　RR間隔とQT間隔との関係
平均値と認容範囲。QT間隔：秒、RR：ミリ秒

2. 正常心電図

2.2 軸測定

　心臓軸は脱分極波が心室筋を伝導する際の、前額面における心室伝導の平均方向の電気軸を表す。心臓軸はⅠ、Ⅱ、Ⅲ誘導のQRS波から計算される。心臓軸を決めるための有用な方法を図12に示す。

　青年期の通常の心臓軸は+30度~+90度を、成人期は-30度~+60度を示す。心臓軸を計算する際に重要なのは、単一誘導の最大振幅ではなく、陽性と陰性を含むQRSの平均ベクトルである（図11）。

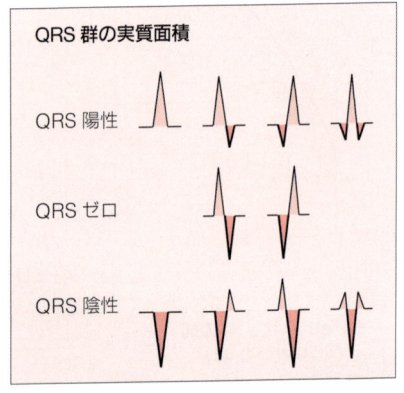

図11　心臓電気軸：QRS実質面積の測定

軸測定 11

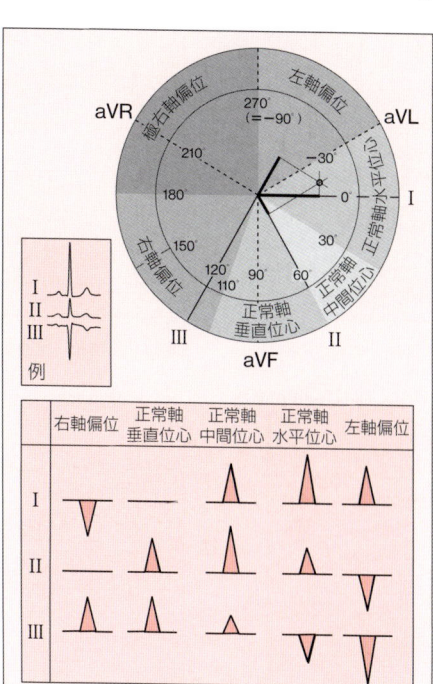

図12 心臓電気軸とルイス円周
たとえば、陽性 QRS 群は I、II、III誘導に投影される。仮に
QRS 波が陰性とすると、矢印は反対側へ投影される。ベクトルの
先端と各誘導の垂直線の交点が心臓電気軸を表す点となる。

12 2. 正常心電図

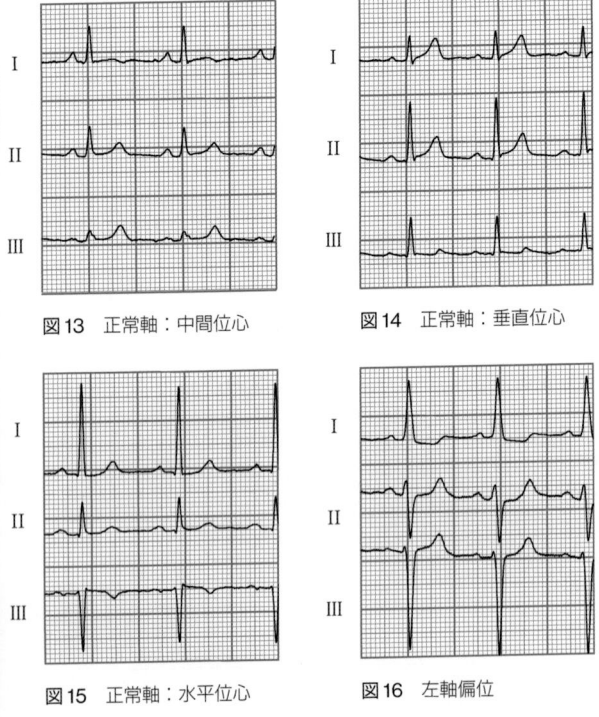

図13　正常軸：中間位心

図14　正常軸：垂直位心

図15　正常軸：水平位心

図16　左軸偏位

軸測定 **13**

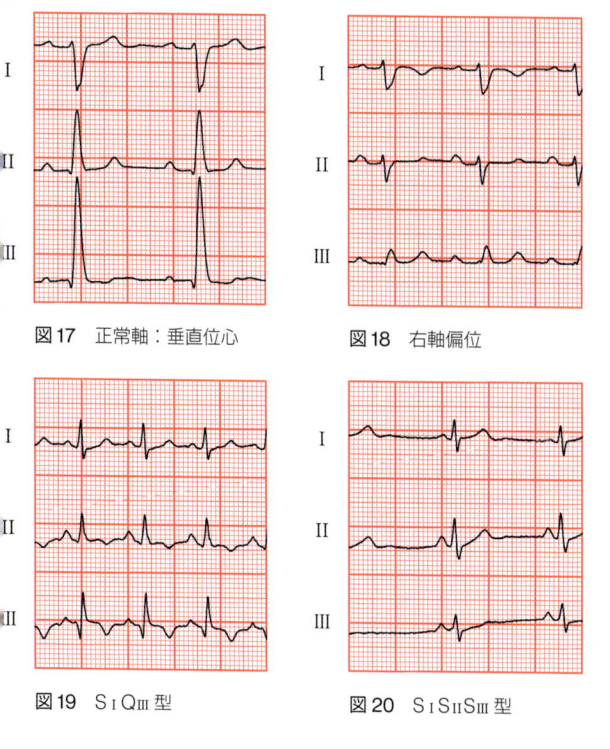

図17 正常軸：垂直位心

図18 右軸偏位

図19 S_I Q_III 型

図20 S_I S_II S_III 型

2. 正常心電図

　心臓軸の変化は心肥大、心臓の解剖学的位置異常、刺激伝導異常(たとえば脚ブロック、枝ブロック)によって起こる。左脚前枝ブロック(40ページ)は左軸偏位を招き、左脚後枝ブロックは右軸偏位を引き起こす。典型的な心臓軸は前額断面での変行伝導を示す。心臓の矢状方向や水平方向の偏位や回転(図20)はS_IQ_{III}型あるいは$S_IS_{II}S_{III}$型に至る。これら2つの軸偏位は右室の負荷の所見である可能性がある。

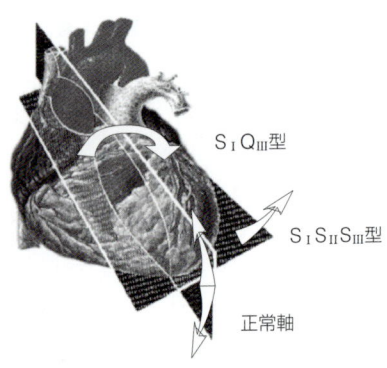

図21　心臓電気軸と軸偏位の特別な型

心電図の評価

.3 心電図の評価

心電図の判読、解釈は系統的に行う必要がある。詳細な心電図の知識を得て、完全に心電図を解釈するために1つのステップを以下に示す。

1. リズム

リズムの規則性はRR間隔で決定される。頻拍は100拍/分を超える速い心拍数である。徐脈は心拍数が50拍/分未満である。洞調律とはⅠ～Ⅲ誘導において陽性P波が規則的に発生することである。

2. 房室伝導

正常な房室伝導時間はP波の開始からQRS波の開始までで、200ミリ秒未満である。したがって、PR間隔は0.2秒未満となる。それ以上延長すると房室ブロックとなる。

3. 電気軸

心臓電気軸は前述したように図12に示されるパターンを使って評価される。

4. QRS群

正常なQRS幅は100ミリ秒以内である。QRS幅が100ミリ秒を超える場合は脚ブロックの所見である。胸部誘導においては、R波(高)はV_1誘導からV_6誘導に向かって増高する(いわゆるR波増高)。V_5、V_6誘導におけるR波の減高はV_5、V_6誘導と心臓までの距離の増大にもよる。QRS波を解釈する際には、有意な異常Q波と心肥大の所見にとく

に注意しなければならない。

5. ST 成分

正常心電図において、ST 成分は等電位線上にある。臨床的意味のない非特異的 ST 上昇(0.2 mV まで)は V_2、V_3 誘導に生じる。ST 変化は心筋虚血で検出される場合がある。

6. T 波

Ⅰ～Ⅲ誘導ならびに V_2～V_6 誘導における T 波は常に陽性である。胸部誘導における陰性 T 波は病的である。ただし、例外として V_1 誘導とⅢ誘導における T 波は軽度の陰性を示す場合がある。

7. QT 間隔

次の段階では QT 間隔を評価することである。補正 QT 間隔(QTc)を使うことによって不整脈発生の傾向をとらえることができる。

8. 診断

心電図解析の最後に、患者の臨床像を心に留めながら診断を行う。

心電図の評価

心電図評価シート

患者	生年月日 ⎿_⎿_⎿1⎿9⎿_⎿_⏌ 性別 男・女
	診断名:
	抗不整脈薬: ジギタリス○
RR 間隔	正常 規則的か否か Y N
心拍数	⎿_⎿_⎿_⏌ /min　頻脈(>90/min)○　徐脈(<50/min)○
P 波	陽性 I、II、III(洞調律)　Y N 正常(QRS に続く)　Y N―絶対不整脈(心房細動)○ 　　　　　　　　　　　　鋸歯波(心房粗動)○
PR 間隔	0.12–0.20 s Y N―　短縮<0.12 s○　延長>0.2 s(AV block)○
軸偏位	S₁Q₃型○　(S₁S₂S₃型)○　　　　　　　　高度な軸偏位○ 　　　　　　　左軸偏位○　　右軸偏位○ 　　　　　正常○
QRS 波	QRS 幅正常<0.1 s Y N―　不完全脚ブロック(0.10~0.12 s)○ 　　　　　　　　　　　　完全脚ブロック(>0.12 s)○ 　　　　　　　　　V₁誘導における終末部伝導遅延(>0.03 s)→右脚ブロック○ 　　　　　　　　　V₆誘導における終末部伝導遅延(>0.05 s)→左脚ブロック○
R 波の電位	正常 V₁~V₆　Y N―　R 波減高 ○ ○ ○ ○ ○ ○ 　　　　　　　　　　　　　　　V₁ V₂ V₃ V₄ V₅ V₆
Q 波	Q 波異常の有無　N Y―　○ ○ ○ ○ ○ ○　○ ○ ○ 　　　　　　　　　　　V₁ V₂ V₃ V₄ V₅ V₆　II III aVF
心肥大の徴候	N Y―　S_{V2}+R_{V5}>3.5 mV(Sokolow 左)○　R_{V2}+S_{V5}>1.05 mV(Sokolow 右)○
ST 成分	ST 成分の偏位 Y N―　ST 上昇 ○ ○ ○ ○ ○ ○　○ ○ ○ ○ 　　　　　　　　　　　　　　V₁ V₂ V₃ V₄ V₅ V₆　I II III aVR aVL aVF 　　　　　　　　　　ST 下降 ○ ○ ○ ○ ○ ○　○ ○ ○ ○ 　　　　　　　　　　　　　　V₁ V₂ V₃ V₄ V₅ V₆　I II III aVR aVL aVF 　　　　　　　　　　―上行型○　　水平型○　　下行型○
T 波	陽性 T 波 I~III、V₃~V₆　Y N―　陰性 T 波　対称型○　前終末部○　終末部○
QT 間隔	QT_C 正常　Y N　QT 間隔:⎿_⎿.⎿_⎿⏌　補正 QT 間隔(QT_C):⎿_⎿.⎿_⎿⏌　Bazettの式: $\frac{QT(s)}{\sqrt{RR(s)}}$ (0.40~0.44)
評価記入欄 (心電図診断)	
	正常○　　境界域○　　異常○
	署名欄　　　　　　　　　　　　　　　　年月日 ⎿_⎿_⎿2⎿0⎿_⎿_⏌

2. 正常心電図

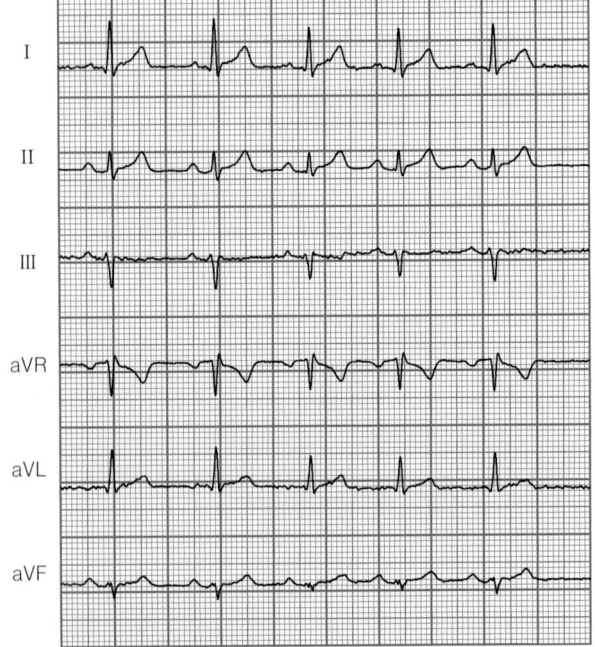

図 22 正常心電図
洞調律、PR 間隔<0.2 秒、QRS 幅<0.1 秒、正常軸、水平位心。
正常 R 波高、等電位 ST 部分(V_2 誘導で 0.2 mV までが正常)、
aVR 誘導を除くすべての胸部誘導で T 波は陽性。

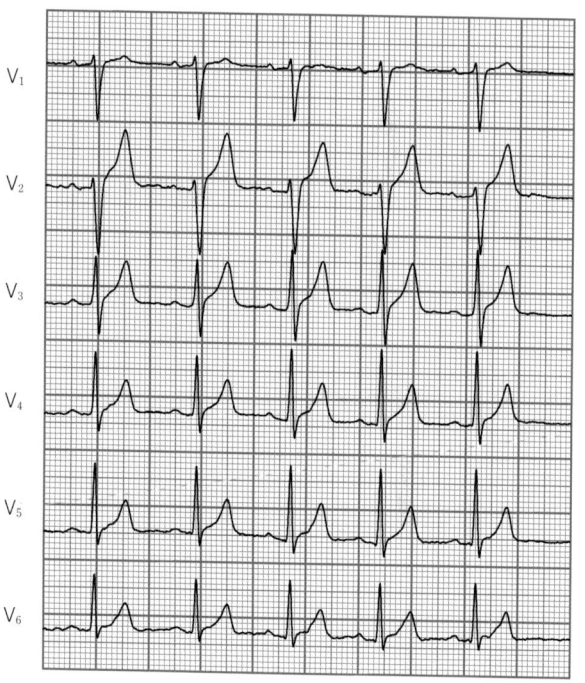

20　2．正常心電図

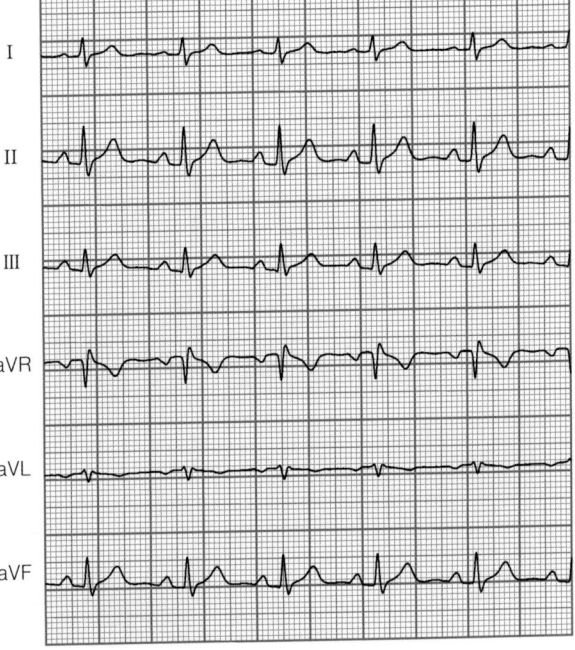

図23 正常心電図
正常電気軸、中間位心（+60度～+90度）

心電図の評価 21

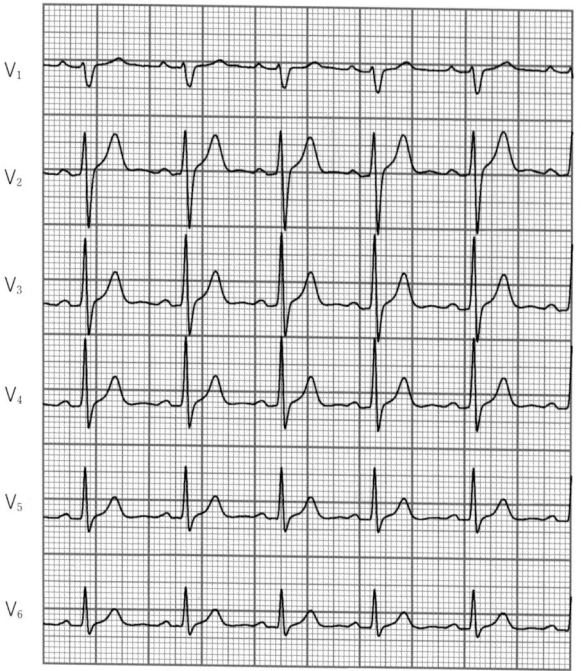

2.4 小児の心電図正常値

年齢	心拍数 (mm^{-1})	QRS軸 (軸偏位)	PR間隔 (秒)	QRS群 (秒)	V$_1$のR波 (mm)	V$_1$のS波 (mm)	V$_6$のR波 (mm)	V$_6$のS波 (mm)
1週	90~160	60°~180°	0.08~0.15	0.03~0.08	5~26	0~23	0~12	0~10
2~3週	100~180	45°~160°	0.08~0.15	0.03~0.08	3~21	0~16	2~16	0~10
4~8週	120~180	30°~135°	0.08~0.15	0.03~0.08	3~18	0~15	5~21	0~10
3~5か月	105~185	0°~135°	0.08~0.15	0.03~0.08	3~20	0~15	6~22	0~10
6~12か月	110~170	0°~135°	0.07~0.16	0.03~0.08	2~20	0.5~20	6~23	0~7
2歳	90~165	0°~110°	0.08~0.16	0.03~0.08	2~18	0.5~21	6~23	0~7
3~4歳	70~140	0°~110°	0.09~0.17	0.04~0.08	1~18	0.5~21	4~24	0~5
5~7歳	65~140	0°~110°	0.09~0.17	0.04~0.08	0.5~14	0.5~24	4~26	0~4
8~11歳	60~130	-15°~110°	0.09~0.17	0.04~0.09	0.5~14	0.5~25	4~25	0~4
12~15歳	65~130	-15°~110°	0.09~0.18	0.04~0.09	0~14	0.5~21	4~25	0~4
16歳以上	50~120	-15°~110°	0.12~0.20	0.05~0.10	0~14	0.5~23	4~21	0~4

3. 心臓肥大

3.1 右房拡張（右房負荷）

右房負荷性 P 波

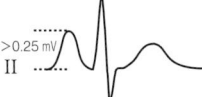

　0.25 mV を超えた増高、尖った P 波、とくに II、III、aVF 誘導でみられるものは、右房負荷の所見である。PR 間隔はあまり延長しない。右室肥大や垂直位電気軸偏位（S I Q III 型）が高頻度とみられる。

病因

　右房の容量負荷あるいは圧負荷、たとえば、三尖弁閉鎖不全、心房中隔欠損あるいは肺高血圧などがしばしば誘因となる。

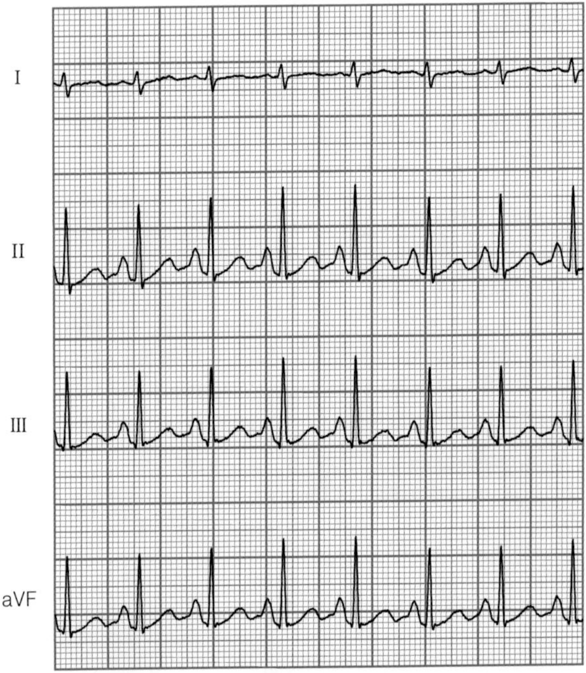

3. 心臓肥大

図 24 肺性 P
II、III誘導における P 波の振幅は＞0.2 mV、P 波幅は正常である（＜0.1 秒）。

3.2 左房拡張(左房負荷)

左房負荷性P波

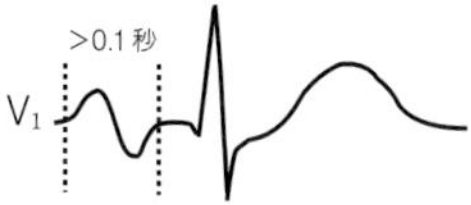

P波幅の0.1秒を超える増大、とくにⅠ、Ⅱ、V_1〜V_3誘導でみられるものは、左房負荷の所見である。V_1誘導における著明な陰性成分を伴った二相性P波が高頻度にみられ、しばしば左室肥大の所見を合併する。

原因

僧帽弁P波は左房の容量負荷あるいは圧負荷、たとえば僧帽弁狭窄や僧帽弁逆流の所見としてみられる。

3.3 右室肥大

定義
慢性の容量負荷による右室腔拡張あるいは圧負荷による右室心筋の肥厚。

心電図
心室肥大の最も標準的な指標は Sokolow(ソコロー)診断基準である。Sokolow 診断基準における右室肥大:V_2 誘導における R 波+V_5 誘導における S 波>1.05 mV。

基準を図 25 に示す。

右室肥大は V_1~V_3 誘導における再分極異常、心臓垂直電気軸($S_I Q_{III}$ 型)、右房負荷性 P 波と高頻度に関連する。

原因
右室肥大は右室の容量負荷あるいは圧負荷の所見である(図 26)。

右室肥大の基準

- V_1 におけるR波 　>0.7 mV
- V_2 におけるR波+V_5 におけるS波　>1.05 mV (Sokolow-Lyon)
- V_1 におけるR/S率　>1
- V_5 または V_6 におけるR/S率　<1
- $S_I Q_{III}$ 型、矢状型
- 右軸偏位
- 右脚ブロック
- P波：増高と尖鋭

図25　右室肥大の心電図基準

右室肥大の誘因

- 原発性肺疾患
- 肺動脈弁狭窄症
- ファロー四徴症
- 肺高血圧を伴う僧帽弁疾患
- 睡眠時無呼吸症候群
- アイゼンメンジャー症候群
- 肺塞栓

図26　右室肥大の誘因

28　3. 心臓肥大

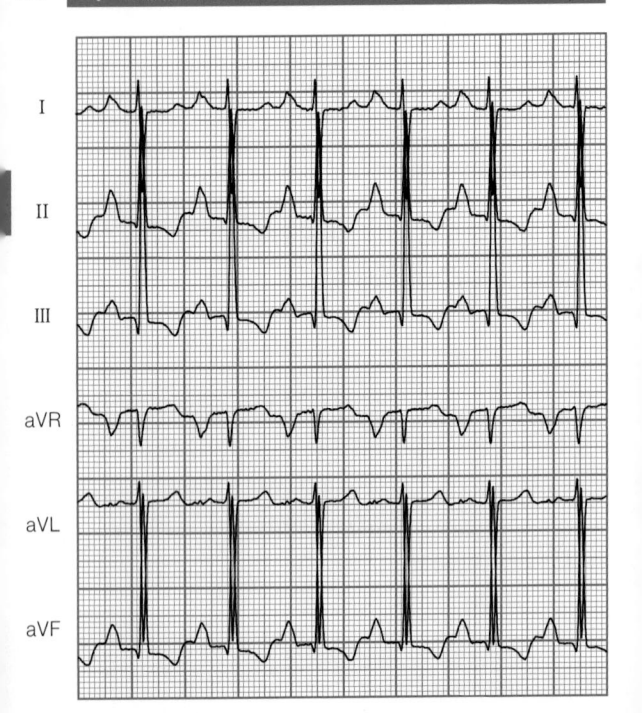

図 27　右室肥大
Sokolow 診断基準によれば異常心電図である：V_2 における R 波＋V_5 における S 波 >1.05 mV

右室肥大 29

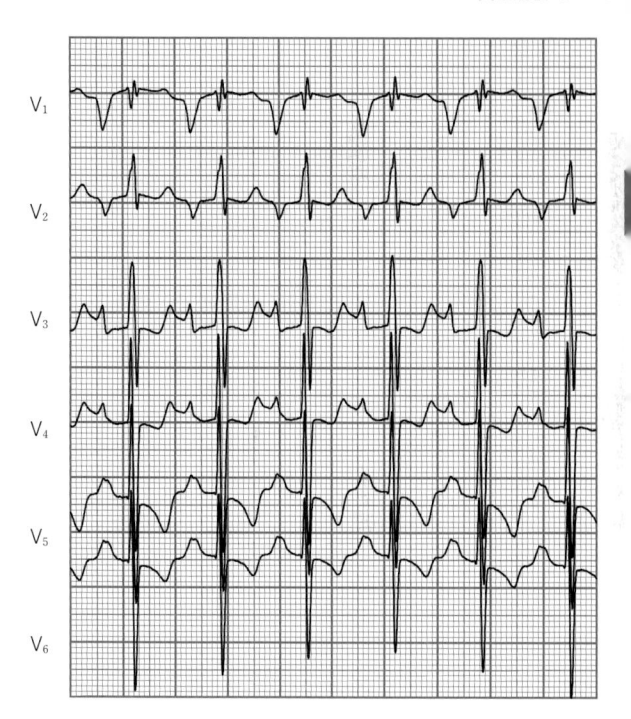

3. 心臓肥大

3.4 左室肥大

定義

左室への慢性的な容量負荷による左室腔の拡張あるいは圧負荷(高血圧、大動脈弁狭窄)による左室心筋の肥厚。

心電図

心室肥大の最も一般的な指標は Sokolow 診断基準である。

Sokolow 診断基準における左室肥大：V_2 誘導における S 波＋V_5 誘導における R 波＞3.5 mV。

付加的基準を図 30 に示す。この診断基準は左脚ブロックがある場合には無効となる。

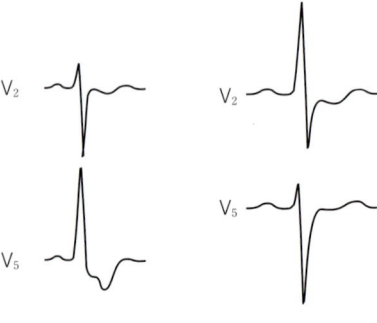

図 28　左室肥大　　図 29　右室肥大

左室肥大 31

原因

図 31 に示す。

左室肥大の基準

- ⅠにおけるR波　>1.6 mV
- ⅠにおけるR波+ⅢにおけるS波　>2.5 mV
  (Gubner と Ungerleider)
- V_4、V_5 または V_6 におけるR波　>2.6 mV
- V_5 または V_6 におけるR波+V_1
  または V_2 におけるS波(Sokolow-Lyon)　>3.5 mV
- RS 時間　>80 ミリ秒
- P波:拡張　>0.1 秒
- 左軸偏位
- V_1~V_3 のP波の減高

図 30　左室肥大の心電図基準

左室肥大の誘因

- 高血圧心疾患
- 大動脈弁狭窄
- 肥大型心筋症

図 31　左室肥大の誘因

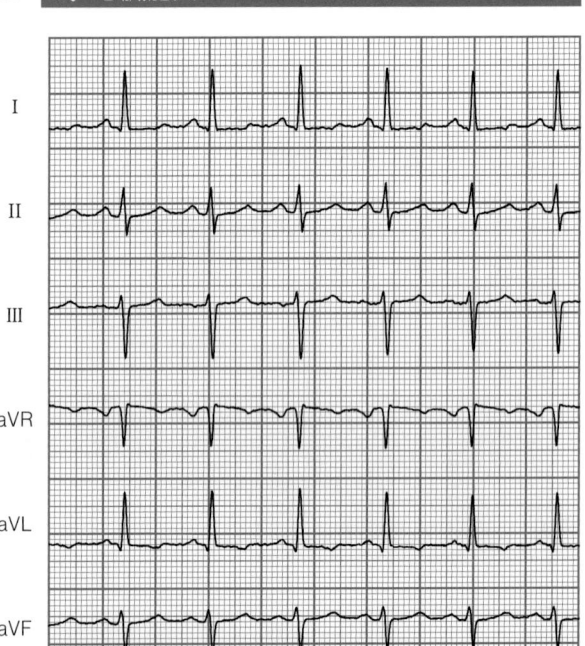

3. 心臓肥大

図 32 左室負荷
V_2 における S 波 + V_5 における R 波 > 3.5 mV。しばしば V_2、V_3 誘導では R 波の減高がみられ、まれに左軸偏位がみられる。

左室肥大 33

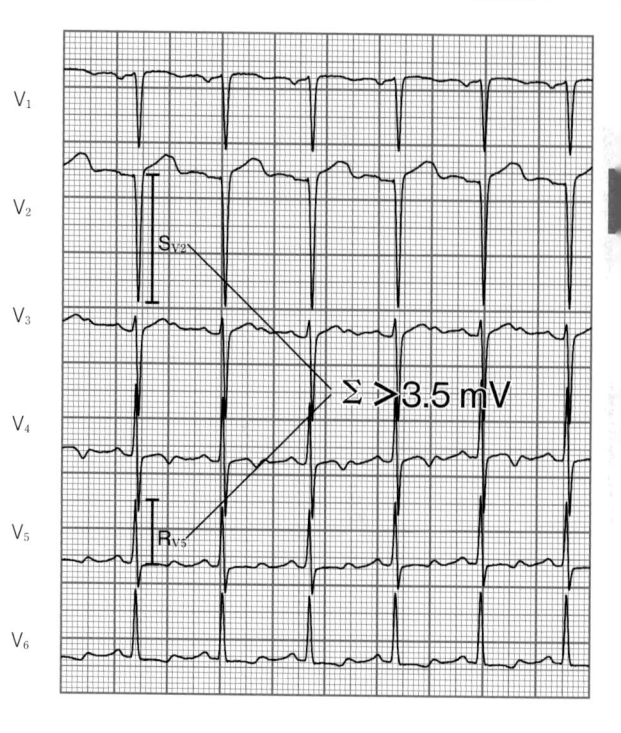

S_{V2}

R_{V5}

$\Sigma > 3.5$ mV

3. 心臓肥大

Memo

4. 脚ブロック

4.1 総論

定義
心室内伝導障害はヒス束分枝部、右脚、左脚、あるいはプルキンエ線維レベルでの伝導障害をいうが、そのうち右脚ないし左脚の伝導障害を脚ブロックという。

解剖

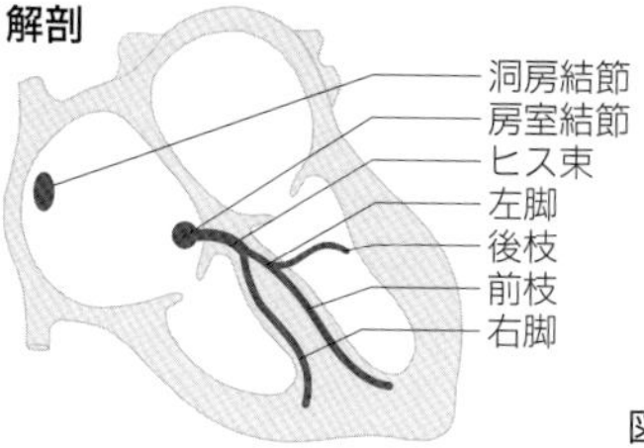

図33 心臓の刺激伝導系

(ラベル:洞房結節、房室結節、ヒス束、左脚、後枝、前枝、右脚)

分類
- 完全脚ブロック、不完全脚ブロック
- 右脚ブロック、左脚ブロック、左脚前枝ブロック、左脚後枝ブロック
- 機能性脚ブロック
- 二枝ブロック、三枝ブロック

心電図
完全脚ブロック:QRS幅>0.12秒
不完全脚ブロック:QRS幅>0.10秒、<0.12秒

4. 脚ブロック

　右脚ブロック、左脚ブロックの鑑別は QRS 波終末部の下行脚で判断を行う。

　右脚ブロックでは、QRS 波下行脚が V_1 で遅延し、左脚ブロックでは V_6 で遅延する。

　二枝ブロックでは V_1 および V_6 で遅延するが、この頻度はまれであり、重症心疾患のみに認められる。

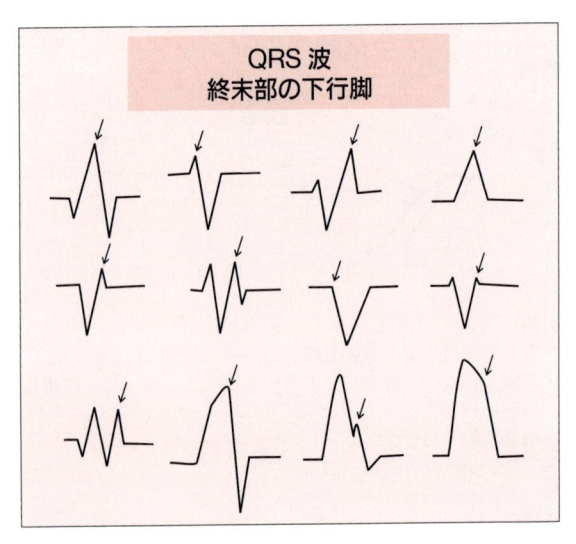

図34 QRS 波終末部の判別
QRS 波終末部の下向きのフレによって定義される。

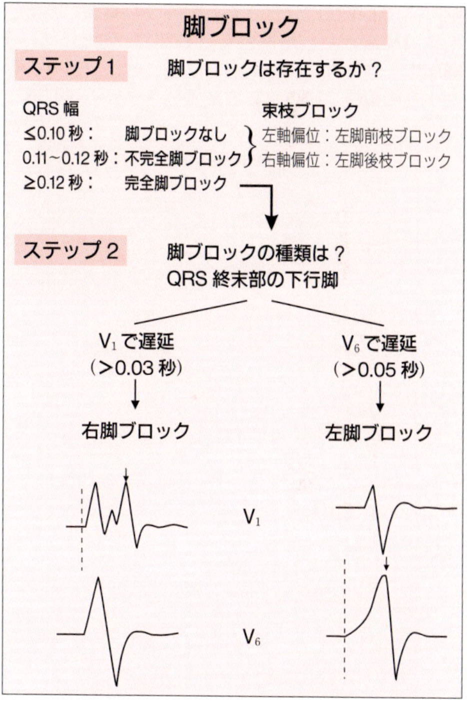

脚ブロック

ステップ1　脚ブロックは存在するか？

QRS幅　　　　　　　　　　　　束枝ブロック
≦0.10秒：　脚ブロックなし　　　　左軸偏位：左脚前枝ブロック
0.11～0.12秒：不完全脚ブロック　　右軸偏位：左脚後枝ブロック
≧0.12秒：　完全脚ブロック

ステップ2　脚ブロックの種類は？
QRS終末部の下行脚

V₁で遅延
（>0.03秒）
↓
右脚ブロック

V₆で遅延
（>0.05秒）
↓
左脚ブロック

V₁

V₆

図35　脚ブロックの判定
完全脚ブロックはQRS幅>0.12秒。脚ブロックの種類はQRS最後の下行脚で判別する。

4. 脚ブロック

　左脚は前枝と後枝に分かれる。そのうち前枝か後枝のいずれかに伝導障害が生じた場合を分枝ブロックといい、QRS波の幅は広くならない。心電図では左脚前枝ブロックで左軸偏位を、左脚後枝ブロックで右軸偏位を生じる(図36)。

脚ブロック

- 房室結節
- ヒス束
- 1
- 2
- 3

1. **右脚ブロック**
   QRS>0.12 秒
   V_1 下行脚>0.03 秒
2. **左脚前枝ブロック**
   QRS≦0.1 秒
   左軸偏位
3. **左脚後枝ブロック**
   QRS≦0.1 秒
   右軸偏位

2+3 左脚ブロック
　QRS>0.12 秒
　V_6 下行脚>0.05 秒

1+2 ┐二枝ブロック
1+3 ┘
　右脚ブロック+左軸偏位
　右脚ブロック+右軸偏位

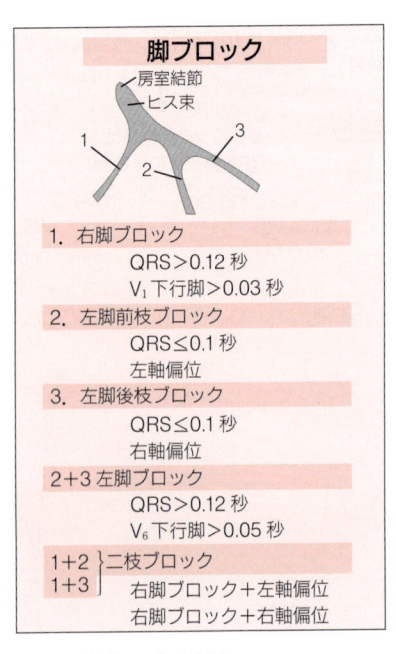

図36　脚ブロックの分類

原因

脚ブロックの原因を以下に挙げる（図37）。

左脚ブロックの原因	右脚ブロックの原因
・高血圧心疾患 ・心筋症	・先天性心疾患 　（心房中隔欠損など） ・原発性肺疾患 ・肺梗塞
虚血性心疾患 心筋炎	

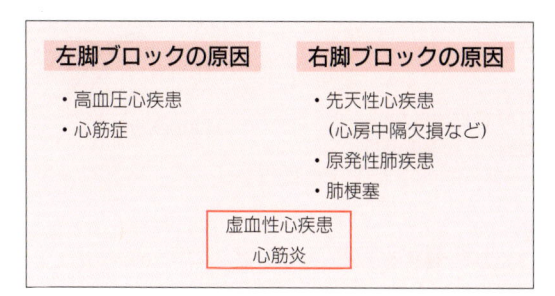

図37　脚ブロックの誘因

4. 脚ブロック

4.2 左脚前枝ブロック

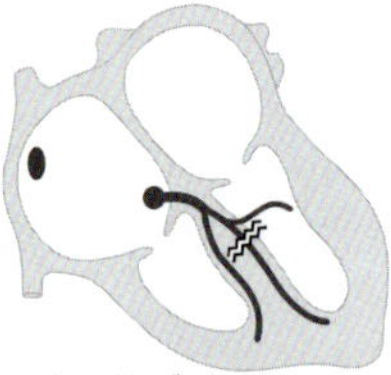

定義
左脚前枝の伝導障害(左脚前枝ブロック)

心電図
QRS 幅拡大はなし
高度の左軸偏位あり
左軸偏位は－45 から－60 度

左脚前枝ブロック

誘因
しばしば出現するものの、明らかな心疾患の既往はない。

左脚前枝ブロック　41

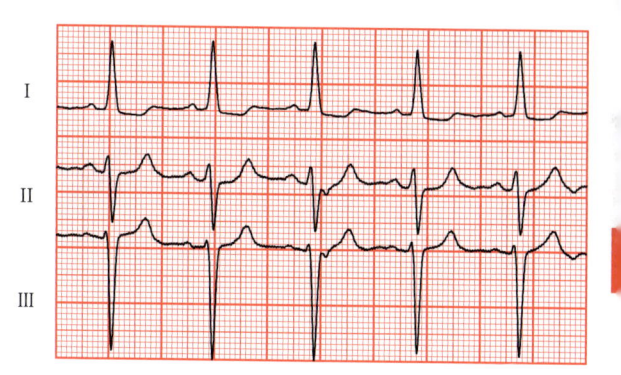

図 38　左脚前枝ブロック
高度の左軸偏位あり。QRS 幅は正常。

4.3 左脚後枝ブロック

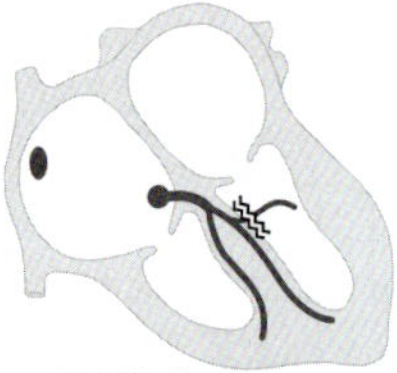

定義
左脚後枝の伝導傷害(左脚後枝ブロック)

心電図
QRS 幅拡大はなし
右軸偏位あり

左脚後枝ブロック

注意
右室負荷、肺気腫、後側壁梗塞が存在するときは、診断は行えない。

左脚後枝ブロック 43

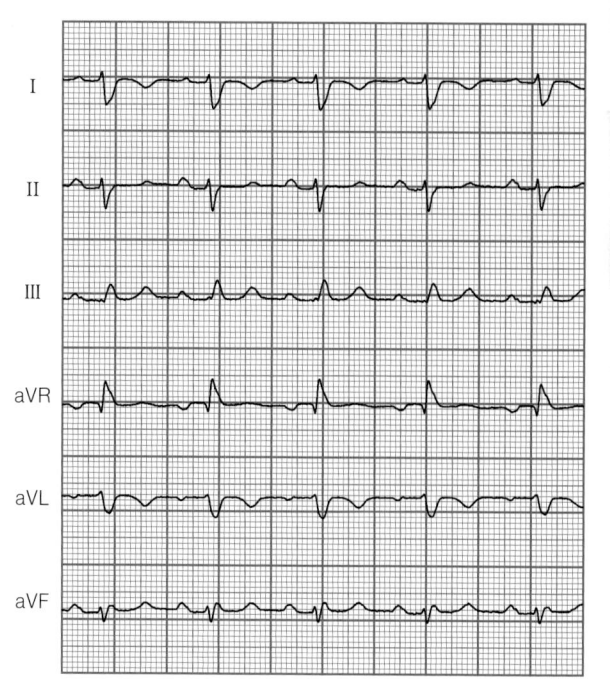

図39 左脚後枝ブロック
右軸偏位あり。

4. 脚ブロック

4.4 不完全左脚ブロック

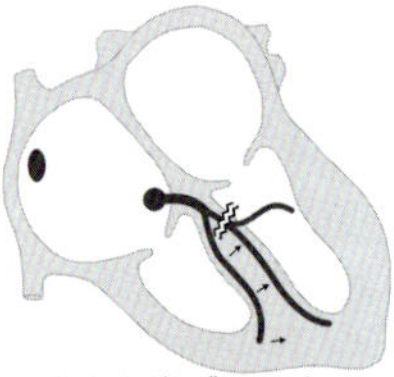

定義
　左脚の不完全な伝導傷害

心電図
　QRS 幅＞0.10 秒、＜0.12 秒
　前壁誘導における R 波は電位が低いため、虚血イベントとの明確な鑑別診断は困難である。

不完全左脚ブロック

.5 完全左脚ブロック

定義
左脚の完全な伝導傷害

心電図
QRS 幅の拡大＞0.12 秒と V₆ 誘導 QRS 下行脚における伝導遅延＞0.05 秒。

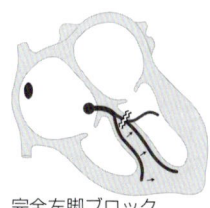

完全左脚ブロック

代表的な特徴の１つは前壁誘導における R 波の減高ないし完全消失である。これらの変化を陳旧性前壁心筋梗塞と誤診してはならない。さらに特徴的な所見は、左前胸部誘導における再分極障害および ST 変化である。

> **注意**
>
> 左脚ブロックがある時には、急性心筋梗塞や不安定狭心症の診断は困難であり、以前の心電図と比較するほかに手段はない。左脚ブロックがあると運動負荷試験において ST 変化があっても、有意な変化とはみなされない。

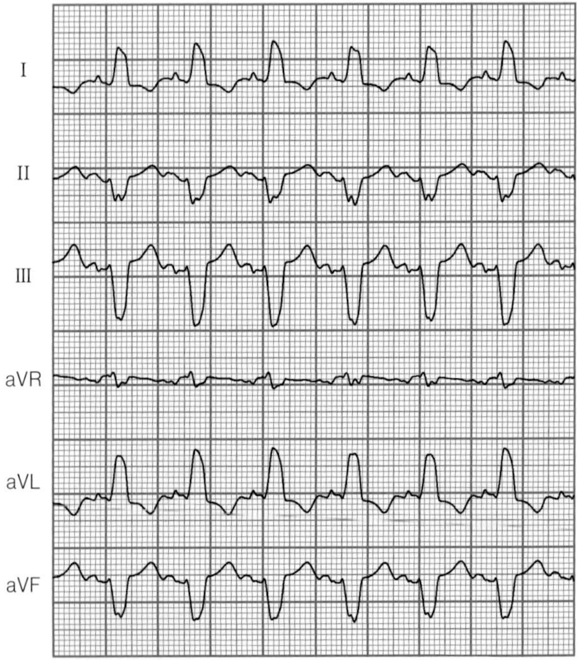

4. 脚ブロック

図40 完全左脚ブロック
QRS 幅>0.12 秒。V_6 誘導 QRS 下行脚における伝導遅延>0.05 秒。前壁誘導における典型的な R 波の減高および二次的な再分極障害。

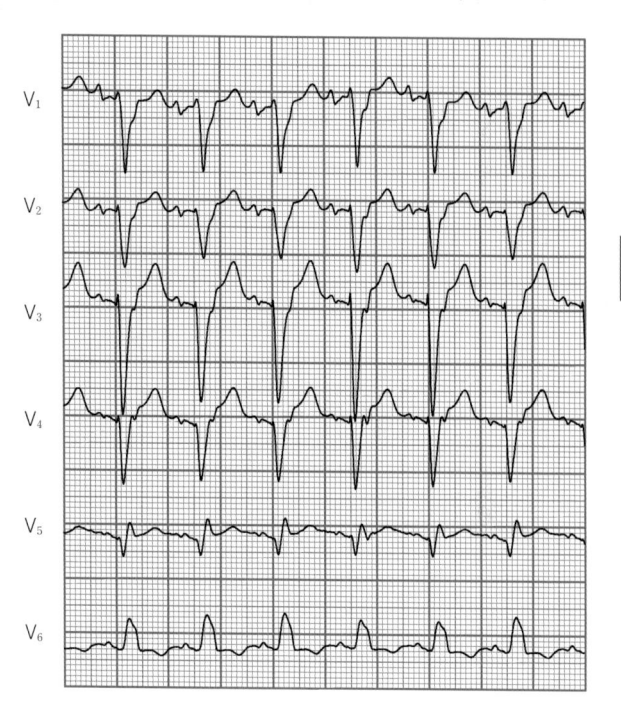

完全左脚ブロック 47

48　4. 脚ブロック

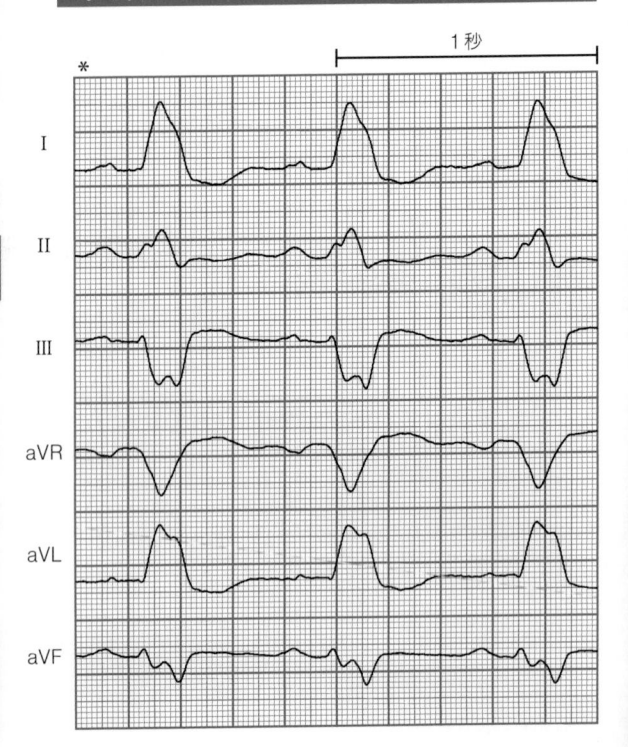

図 41　完全左脚ブロック
QRS 幅>0.12 秒。V₆ 誘導 QRS 下行脚における伝導遅延>0.05 秒。

完全左脚ブロック 49

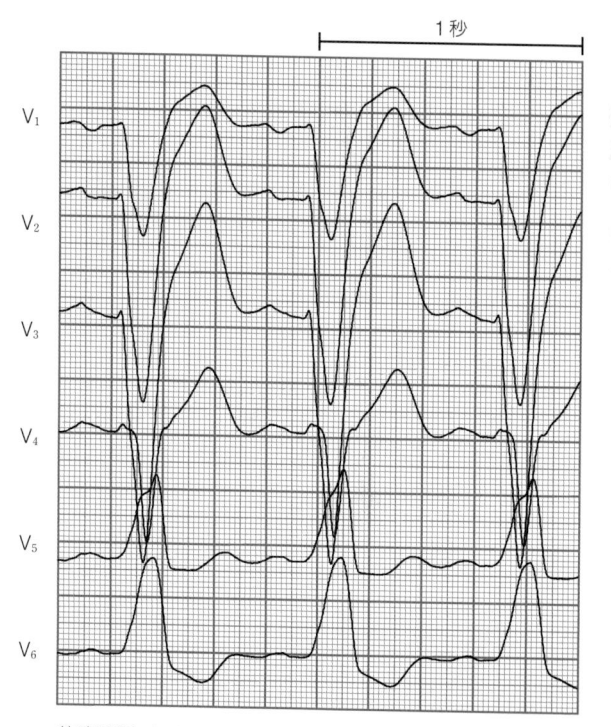

前壁誘導における R 波の減高および二次的な再分極障害。
注意：記録速度 50 mm/秒。

4. 脚ブロック

4.6 機能的左脚ブロック

定義
左脚ブロックの間欠的出現

心電図
洞調律で、QRS 幅＞0.12 秒と、拡張した左脚ブロックが間欠的に出現する。V_6 誘導 QRS 波最後の下行脚における伝導遅延と、前壁誘導における R 波の減高を伴う。

注意
最も一般的な原因は頻度依存性の間欠的左脚ブロックである。運動負荷試験時などで心拍数増加により生じることが代表的であるが、虚血性心疾患も関与する。

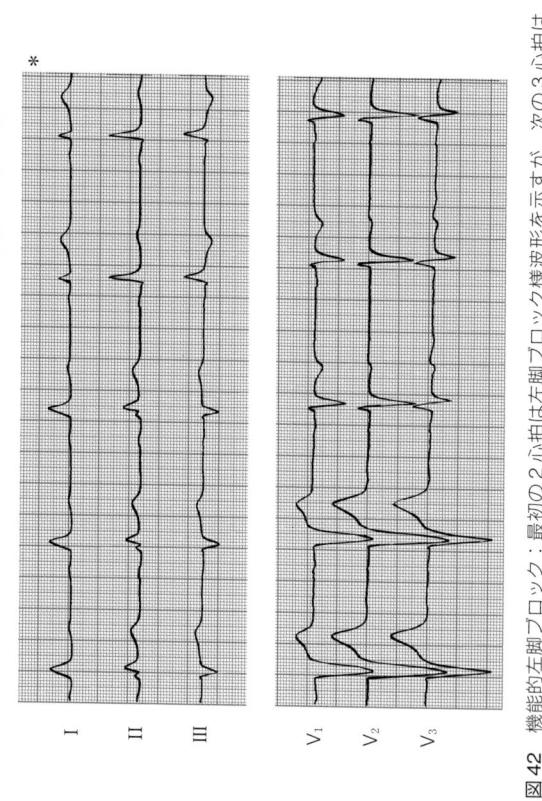

機能的左脚ブロック 51

図42 機能的左脚ブロック：最初の2心拍は左脚ブロック様波形を示すが、次の3心拍は伝導障害を呈していない。左脚ブロック時には前壁誘導におけるR波の消失が認められる。

4. 脚ブロック

4.7 不完全右脚ブロック

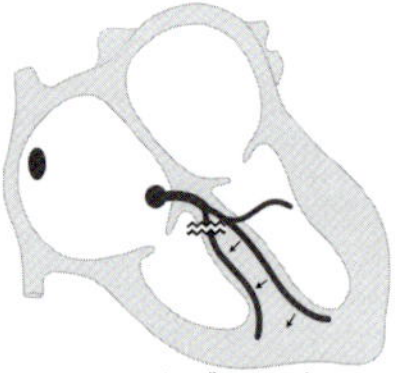

定義
右脚における不完全な伝導障害

心電図
QRS 幅＞0.10 秒、＜0.12 秒。V_1 誘導 QRS 下行脚における伝導遅延＞0.03 秒でかつ R' 波の出現がしばしば認められる。

不完全右脚ブロック

原因
不完全右脚ブロックは先天性心疾患の心房中隔欠損でしばしばみられる。それ以外の場合は、右室負荷の所見である（図43）。急性の肺塞栓では、$S_I Q_{III}$ 所見や頻脈および臨床症状に関連して、不完全右脚ブロックが起こることがある。しかし、典型的な $S_I Q_{III}$ の心電図所見は肺塞栓ではわずか 20％ 程度に過ぎない。

右室負荷

心電図診断基準
- P波の増高と尖鋭
- 右軸偏位
- 右室肥大
- (不完全)右脚ブロック
- 二次性：V_1・V_2誘導におけるSTおよびT波異常

原因
- 原発性肺疾患
- 肺動脈弁狭窄症
- ファロー四徴症
- 肺高血圧を伴う僧帽弁疾患
- 睡眠時無呼吸症候群
- アイゼンメージャー症候群
- 肺塞栓

図43 右室負荷の診断基準と原因

4. 脚ブロック

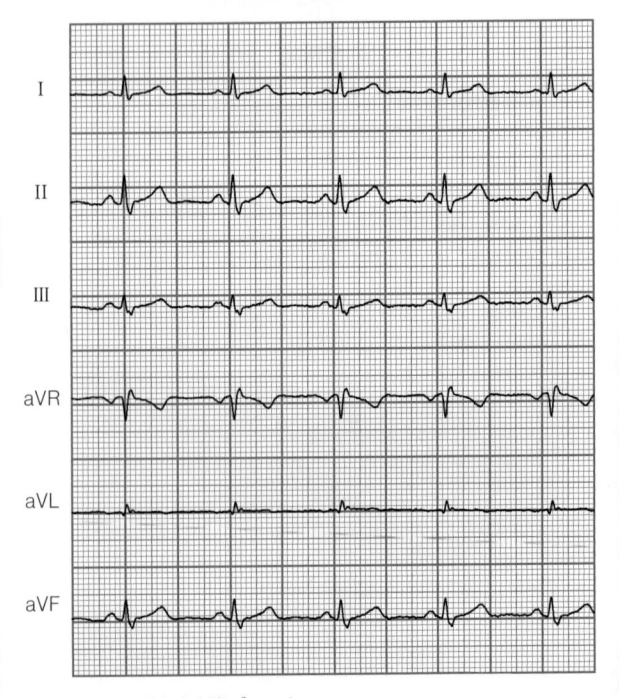

図 44 不完全右脚ブロック
QRS 幅：0.11 秒に延長。V₁ 誘導における rSr' 群。

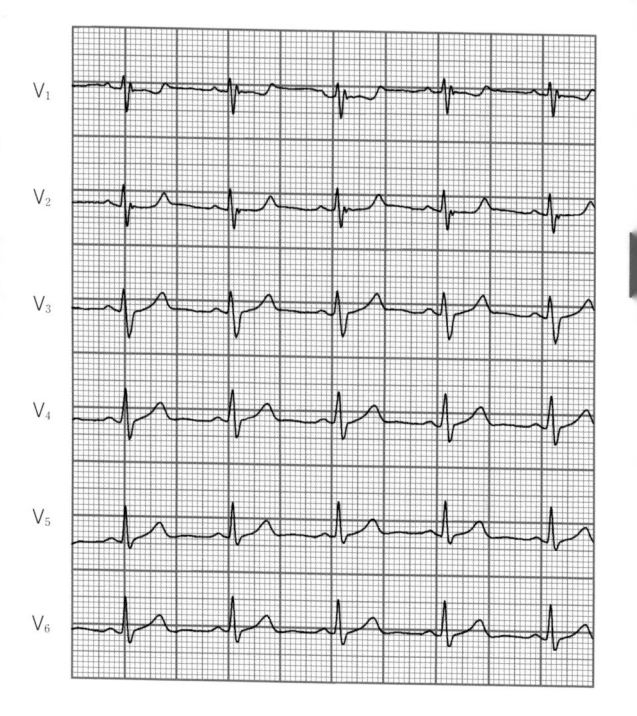

不完全右脚ブロック 55

4. 脚ブロック

Memo

4.8 完全右脚ブロック

定義
右脚における完全な伝導障害

心電図
QRS 幅 > 0.12 秒。V_1 誘導 QRS 下行脚における伝導遅延 > 0.03 秒。V_1 誘導における rSr' パターンおよび V_1~V_3 誘導における再分極異常がしばしば認められる。

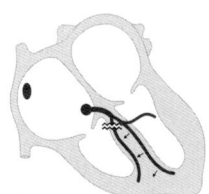

完全右脚ブロック

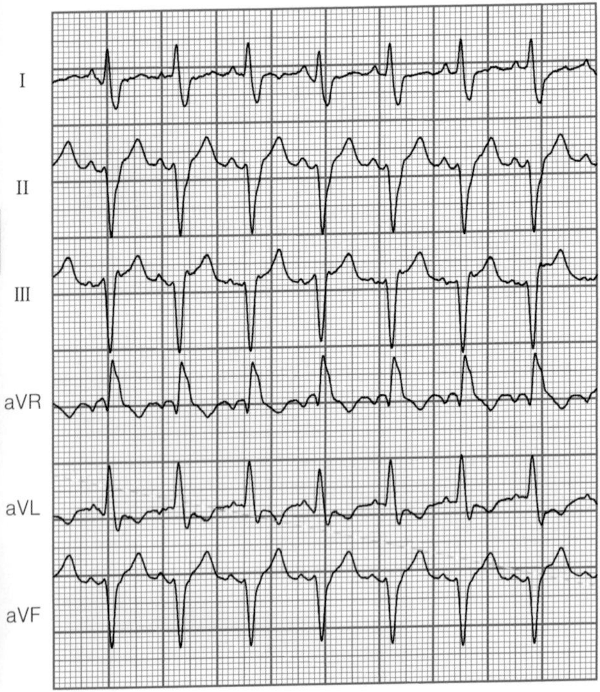

58 4. 脚ブロック

図 45 完全右脚ブロック
QRS 幅>0.12 秒。V₁ 誘導 QRS 下行脚における伝導遅延。V₁〜V₃ 誘導における二次性の再分極異常が存在する。

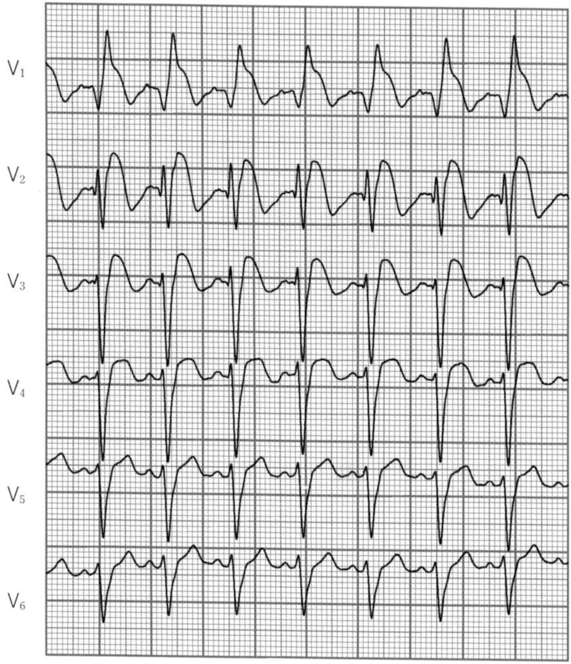

完全右脚ブロック 59

4. 脚ブロック

4.9 二枝ブロック

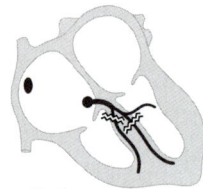

定義

完全右脚ブロック＋左脚前枝ブロックあるいは左脚後枝ブロック（図46）。

二枝ブロック

二枝ブロックを診断しうる確定的な心電図診断基準はないが、心電図所見である程度判断できる。

原因

しばしば重篤な器質的心疾患が存在する。

予後

完全右脚ブロック＋左脚後枝ブロックにおいては、残存した左脚前枝が不安定なため完全房室ブロックに移行するなど経過が悪い。二枝ブロックにⅠ度房室ブロックを合併した場合も経過は悪い。三枝ブロック（完全房室ブロック）に進展した場合は、心停止（心静止）の危険性がある。これらのブロックは重篤な器質的心疾患に起因することが多く、ペースメーカーの植込みを行っても予後の改善は認められないことがある。

二枝ブロック

完全右脚ブロック ＋

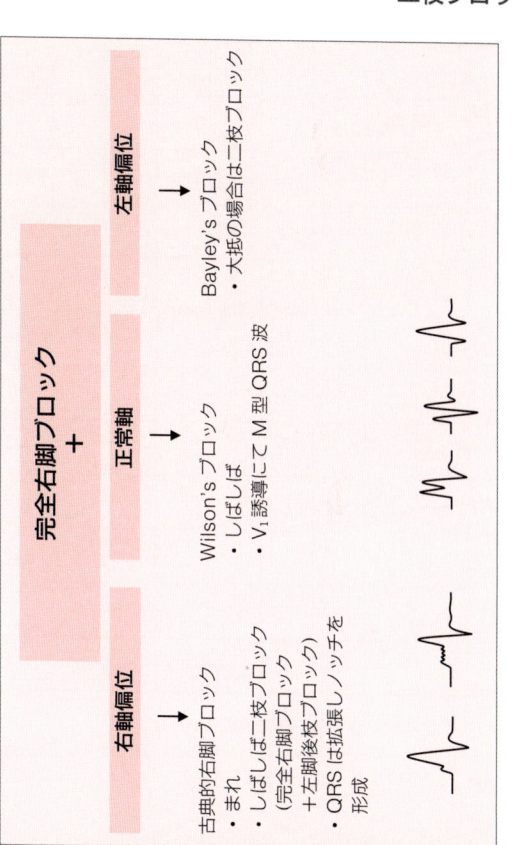

右軸偏位	正常軸	左軸偏位
古典的右脚ブロック ・まれ ・しばしば二枝ブロック（完全右脚ブロック＋左脚後枝ブロック） ・QRS は拡張しノッチを形成	Wilson's ブロック ・しばしば ・V_1 誘導にて M 型 QRS 波	Bayley's ブロック ・大抵の場合は二枝ブロック

図46 右脚ブロックのタイプ
右脚ブロックに軸偏位を伴った場合は二枝ブロックを示唆する。

4. 脚ブロック

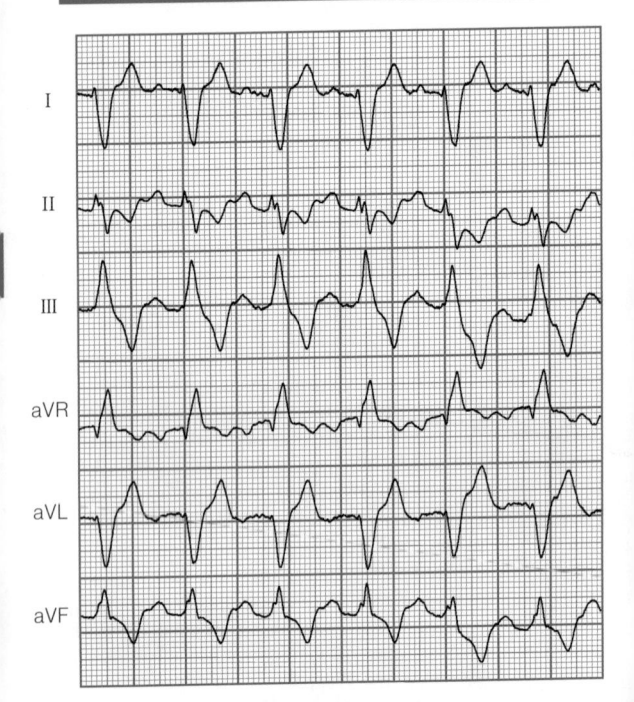

図 47 完全右脚ブロック＋右軸偏位
完全右脚ブロック＋左脚後枝ブロックによる二枝ブロック(古典的右脚ブロック)の可能性が高い。

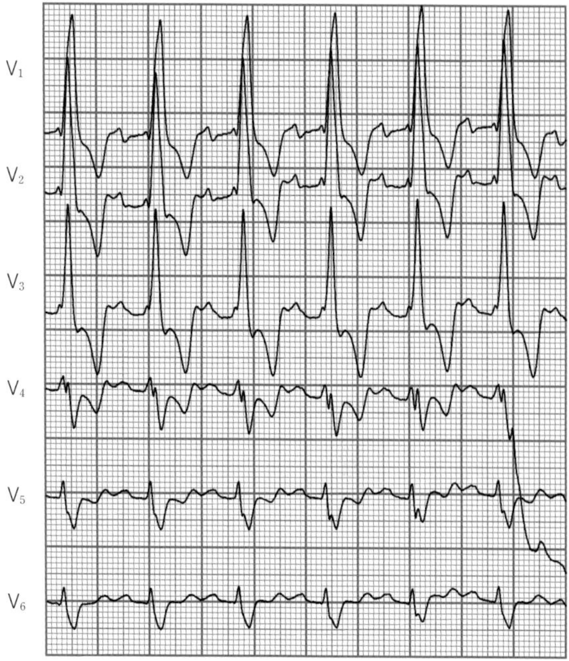

二枝ブロック 63

4. 脚ブロック

Memo

6. 房室ブロック

6.1 総論

定義

心房・心室間の伝導障害

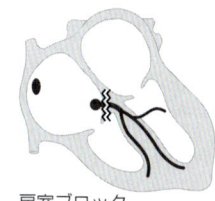

房室ブロック

房室ブロックの分類

Ⅰ度房室ブロック：恒常的な房室間の伝導遅延、PR間隔>0.20秒。

Ⅱ度房室ブロック：QRS脱落を伴う間欠的伝導障害(心室に伝導されないP波がある)。

Ⅲ度房室ブロック：心房・心室間の興奮伝導の完全な途絶。心房と心室は独立して収縮する。

房室ブロックの誘因

- 冠動脈疾患
- 心房中隔欠損
- 心筋炎、心内膜炎
- 心サルコイドーシス
- 薬剤　β遮断薬
　　　　Caチャネル拮抗薬(ベラパミルなど)
　　　　ジギタリス、アデノシン(ATP)
- 先天性

図48　房室ブロックの誘因

5.2 I度房室ブロック

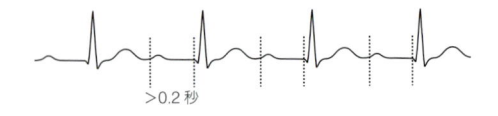

>0.2秒

定義
　房室結節あるいはヒス束未分枝部における伝導遅延。

心電図
　PR間隔>0.20秒。
　すべてのP波の後に遅れたQRS波が出現。

予後
　I度房室ブロックは症状が生じにくく、めまいや失神の原因にはなりにくい。しかしさらに高度の房室ブロックに進展する可能性がある。その場合には、24時間心電図記録あるいはヒス束電位図記録が推奨される(図49)。ヒス束電位図でAH間隔の延長の予後は良いが、HV間隔の延長>80ミリ秒はⅢ度房室ブロックへ進展する可能性がある。

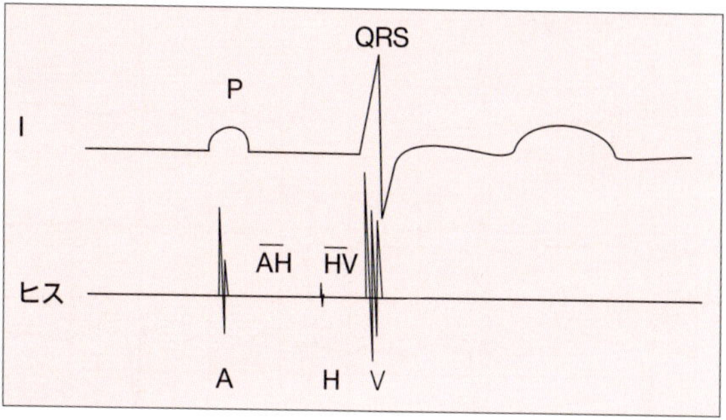

図49 ヒス束電位図
カテーテル電極はまず右室に置かれ、ヒス電位の記録が可能な位置まで引き抜かれる。心電図の PR はヒス束電位図の AH 間隔と HV 間隔の和で構成される。

68 5. 房室ブロック

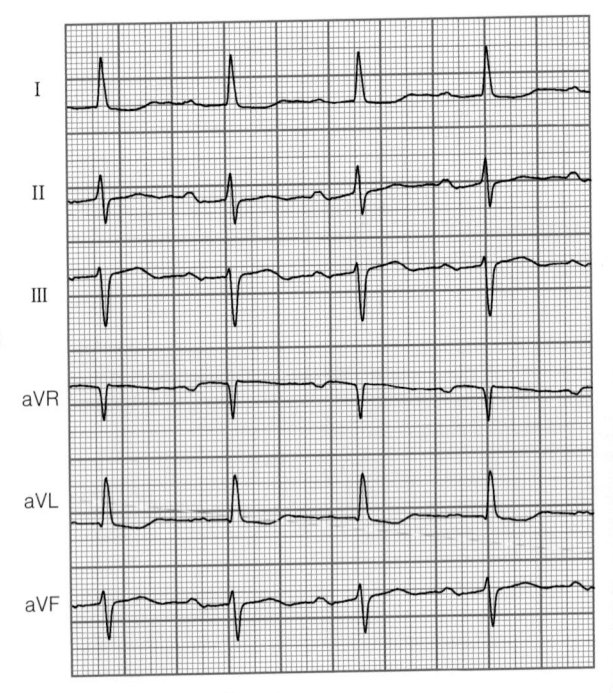

図50 Ⅰ度房室ブロック
PR間隔は0.34秒。すべてのP波の後に遅れたQRS波が出現。

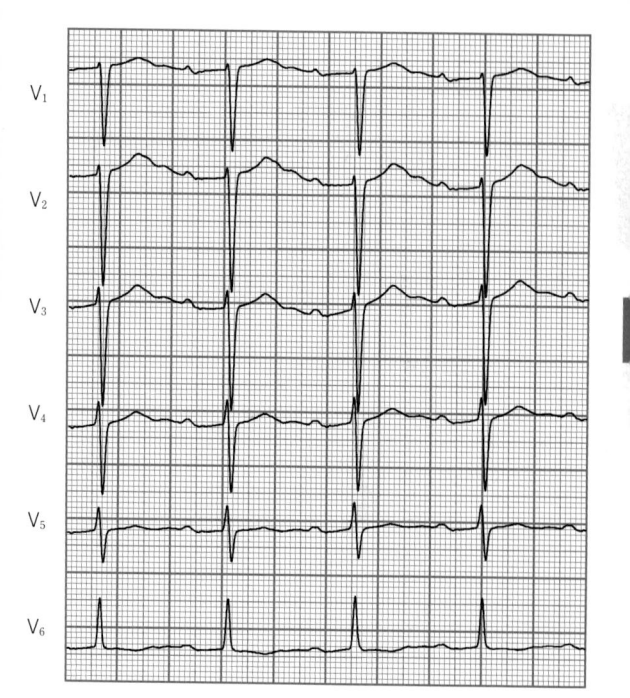

I度房室ブロック

V₁
V₂
V₃
V₄
V₅
V₆

5.3 II度房室ブロック、Mobitz I 型（Wenckebach 型）

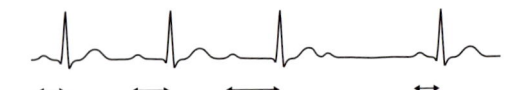

心電図

PR 間隔が徐々に延長しついに P 波のうしろでブロックされて QRS が脱落する。AH 間隔は徐々に延長、一方 RR 間隔は徐々に短くなる。HV 間隔は正常なままである。

II度房室ブロック（Wenckebach 型）

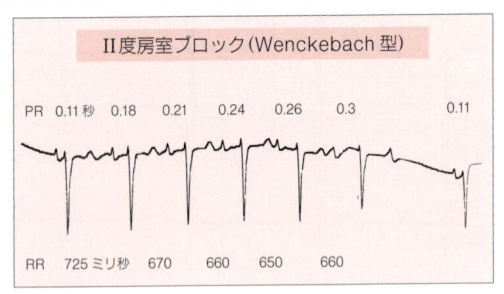

PR 0.11秒 0.18 0.21 0.24 0.26 0.3   0.11

RR 725ミリ秒 670 660 650 660

図51　II度房室ブロック、Mobitz I 型（Wenckebach 型）
PR 間隔が徐々に延長し、一方 RR 間隔は徐々に短くなり、ついに QRS が脱落する。

予後

予後は良いが、まれにIII度房室ブロックに進展する。健常人の迷走神経過緊張状態（夜間就寝時）においてみられることがある。ペースメーカー植込みの適応はない。

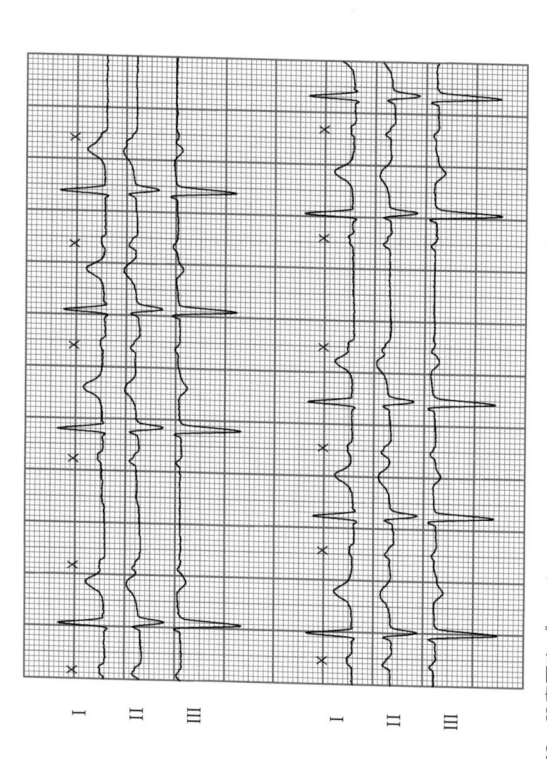

II度房室ブロック、Mobitz I 型(Wenckebach 型) 71

図52 II度房室ブロック、Mobitz I 型(Wenckebach 型)：PR間隔が徐々に延長し、最終的に P 波が心室に伝導せず QRS 波を欠如する(P 波を X マークで示す)。

5.4 II度房室ブロック、Mobitz II型

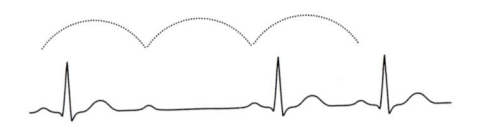

定義
　房室伝導の間欠的ブロック。PR 間隔は正常範囲内に保たれる。

心電図
　QRS の間欠的脱落。PR 間隔は一定で正常範囲内。HV 間隔の延長が原因。

予後
　しばしばIII度房室ブロックに進展する。多くの場合、ペースメーカー植込みの適応となる。

II度房室ブロック、Mobitz II型　73

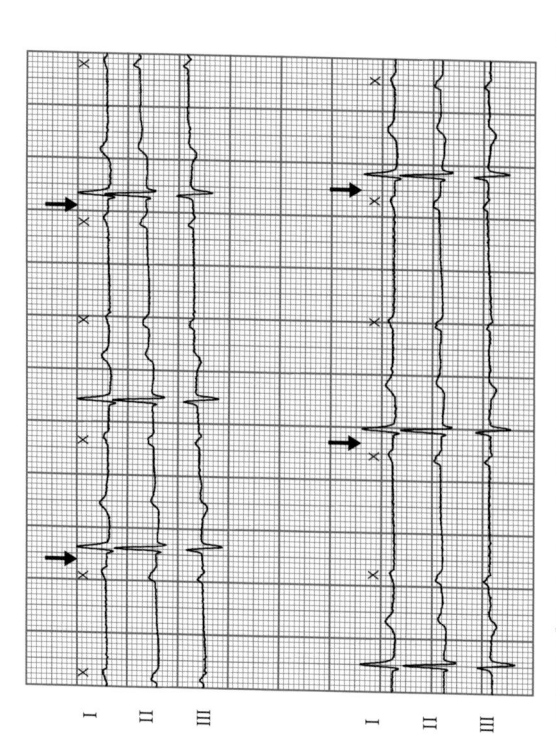

図 53 II度房室ブロック、Mobitz II型：間欠的 QRS の脱落。PR 間隔は一定で（矢印）、正常範囲内。心室伝導の間欠的な欠落。P 波を × マークで示す。

5.5 III度房室ブロック

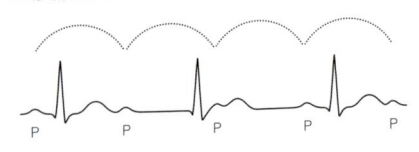

定義

房室伝導の完全な障害。

心電図

心房と心室の独立した調律となり、P波とQRS波に電気的連結はない。房室伝導の消失：心室脱分極はヒス束(狭いQRS幅)あるいは心室(脚ブロック様のQRS)からの補充調律(117ページ)により補われる。心室補充調律が出ないと、P波の出現がみられたまま、心停止(Adams-Stokes発作)になり得る。

原因

III度房室ブロックは下壁心筋梗塞(房室結節枝に供給を行う冠動脈の閉塞)および細菌性心内膜炎(中隔膿瘍→65ページ図48参照)などの合併症として起こることが多い。

治療

III度房室ブロックは絶対的にペースメーカー植込みの適応である(ただし以前から存在する房室ブロックで安定した補充調律を認められるものは除く)。高頻拍性の心房細動患者においては、ヒス束のカテーテルアブレーションが代わりの治療法となることがある。この場合完全房室ブロックとなるので、引き続いてペースメーカー植込みが必要となる。

III度房室ブロック 75

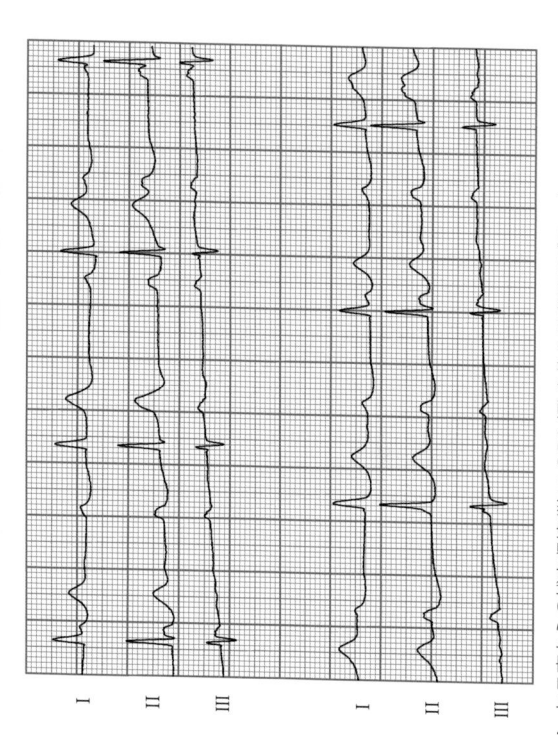

図 54 ヒス束からの補充収縮(狭いQRS幅)を伴うIII度房室ブロック
先天性で，ペースメーカー植込みの適応はなし．

76　5. 房室ブロック

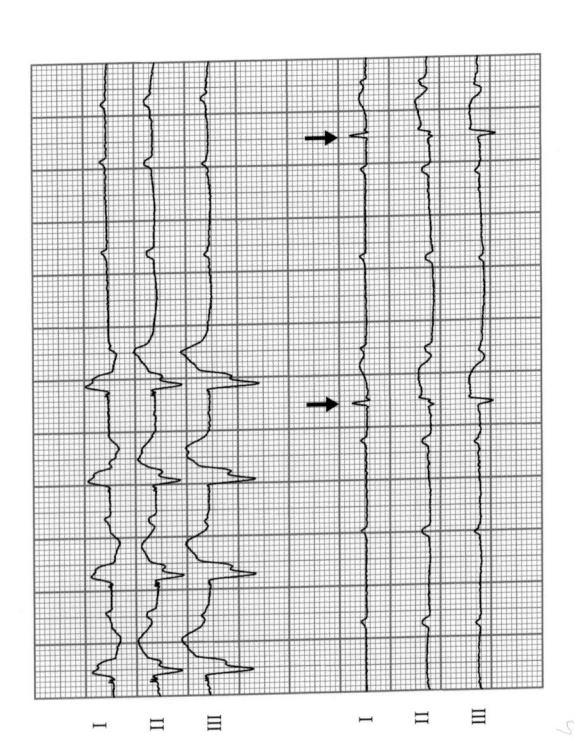

Ⅰ　Ⅱ　Ⅲ　　　Ⅰ　Ⅱ　Ⅲ

図 55　III度房室ブロック

心室ペースメーカーの電源を切ると，P 波のみ出現し，狭い QRS 幅を有した心室収縮（おそらくヒス束からの補充調律）が 2 拍のみ出現している（矢印）。II，III 誘導における（補充調律の）ST 上昇は，急性下壁心筋梗塞を示唆する所見であり，房室ブロックの原因となっていると思われる。

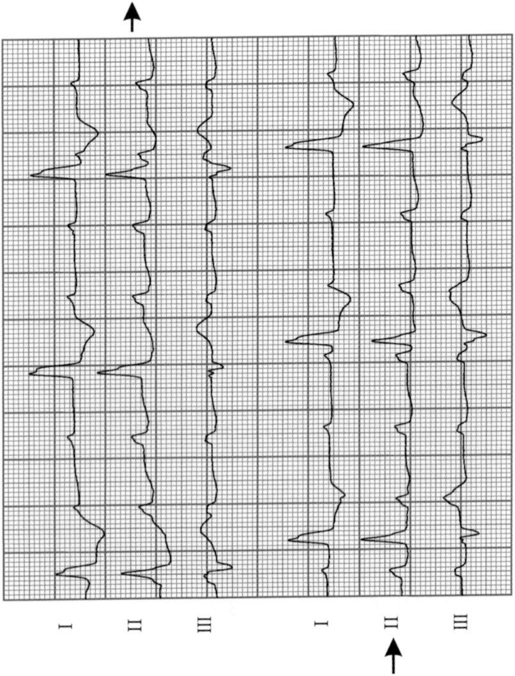

78

5. 房室ブロック

図56 心室補充調律(広いQRS幅)を伴うIII度房室ブロック

基礎 79

心筋虚血

基礎

　冠動脈は心外膜下を通っているため、心室壁の内側にある心内膜下組織は虚血が起きると非常に傷害を受けやすい(図57)。

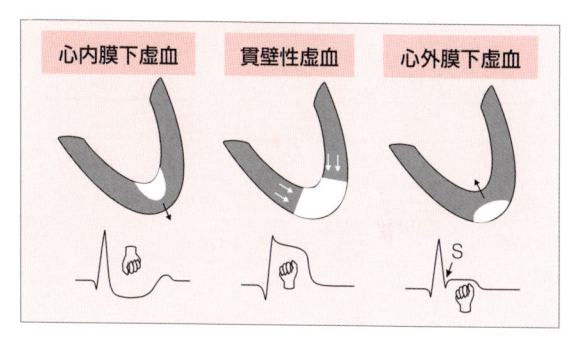

図57　心筋虚血の分類
心内膜下虚血は冠動脈狭窄を原因としST下降を呈する。貫壁性虚血は急性心筋梗塞に代表され、単相性のST上昇を特徴とする。心外膜下虚血は心膜炎を原因とすると考えられ、その際ST上昇はS波から続いて起こることが多い(S、矢印)。

6. 心筋虚血

心内膜下虚血とは、(肉体的・精神的)ストレスなどに対して血流需要が増加する際、冠動脈狭窄が存在することによって相対的に灌流低下が起きている状態である。心内膜下虚血の心電図はST下降を示す。急性心筋梗塞の場合は、貫壁性虚血を伴いST上昇を示す(図58)。心膜炎では、心外膜傷害を起こし、S波に続いたST上昇を示す。

	梗塞部位										
	I	II	III	aVL	aVF	rV₄	V₂	V₃	V₄	V₅	V₆
心尖部	+			+			+	+	+		
前壁中隔							+	+			
前側壁	+			+						+	+
下側壁			+		+					+	+
下壁		+	+		+						
右室			+		+	+	(+)				

図58　梗塞部位を反映する誘導(12誘導心電図)

診断上の問題

　虚血性障害は、虚血領域の範囲と場所によっては必ずしも心電図変化を伴わない。全心筋梗塞の約 4% は無症候で、心電図異常を全く伴わない。

　下壁心筋梗塞は、肢誘導にのみ所見を示すため、胸部のみに電極をつけていると診断が困難となることが多い。

　また心室中隔の心筋梗塞も、正常範囲内の変化とされる $V_1 \sim V_2$ 誘導における 2 mm までの ST 上昇しか示さないため、診断が困難となる。

　右室梗塞の鑑別には、右側胸部誘導(V_{4r})が必要となる。

6. 心筋虚血

6.2 冠動脈における虚血

臨床像

　冠動脈の75%を超える狭窄は有意な冠動脈狭窄と定義される。特に身体活動時や気温が低い時には、心筋虚血から狭心症を呈することがある。心筋虚血は、無症状・無症候の場合もある。

心電図

　心内膜下の虚血は、該当領域の誘導で水平型もしくは下行型ST下降を示すことが一般的である。上行型ST下降は、0.1 mV以上下降の場合に限り病的と判定する。上行型ST下

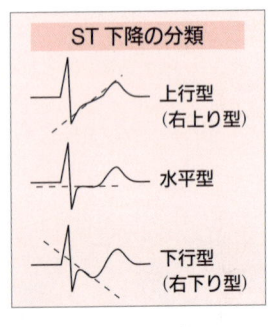

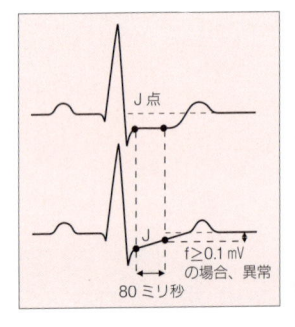

図59　ST低下の分類
上行型ST下降は、強い身体活動時に正常者でも認められる所見である。水平型並びに下行型ST下降は、心筋虚血の典型である。
図60　J点

降ではJ点から80ミリ秒の地点で、まだ0.1mV以上ST部分の低下が認められれば異常と考える(図60)。上行型ST下降は、運動負荷試験などの身体活動時にみられる正常な所見で、運動負荷試験の解釈において重要である。通常、運動が中止されれば数分以内にST下降は元の正常状態に戻る。

Prinzmetal型(異型)狭心症では血管攣縮により貫壁性虚血が引き起こされ、一過性のST上昇が認められる(図61)。

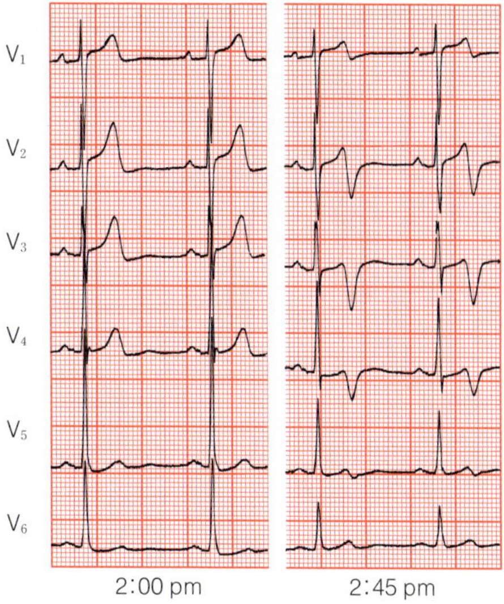

図61 Prinzmetal型(異形)狭心症

84　6. 心筋虚血

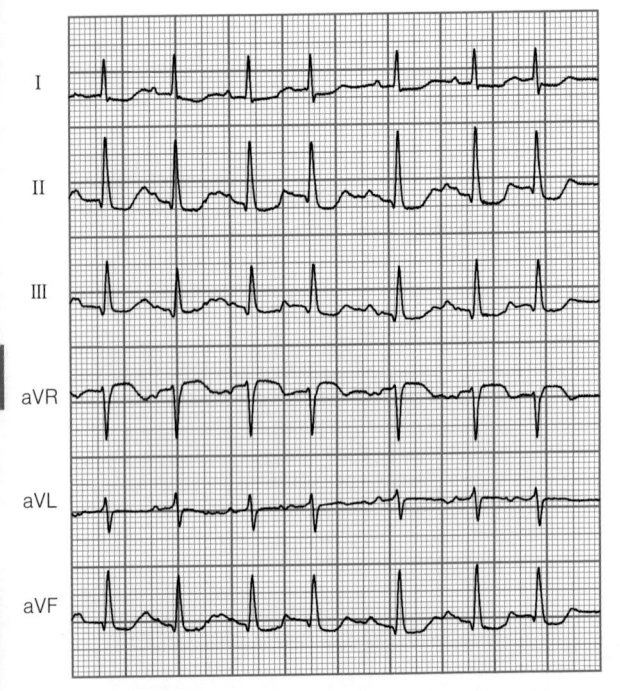

図62　洞性頻脈を伴った急性冠症候群にみられるST下降
4拍目は心房性期外収縮を示す。V₄~V₆誘導で0.3 mVまでの
ST下降が認められる。ニトログリセリン/2回噴霧によって症状
は改善し、心電図も正常化した。

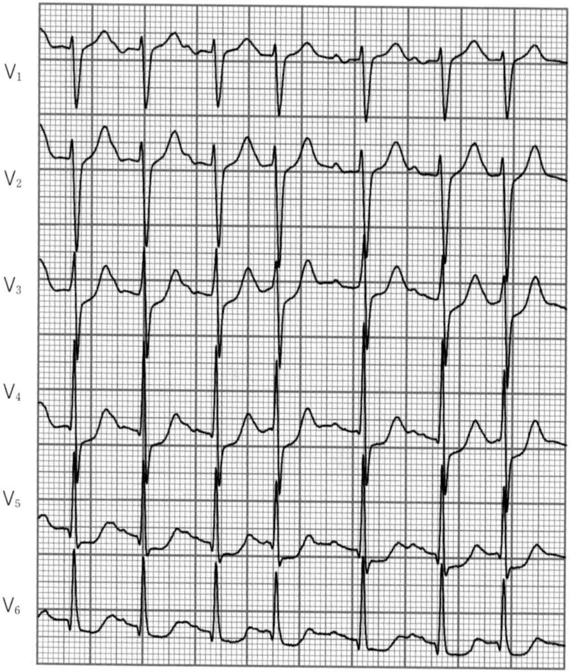

冠動脈における虚血 85

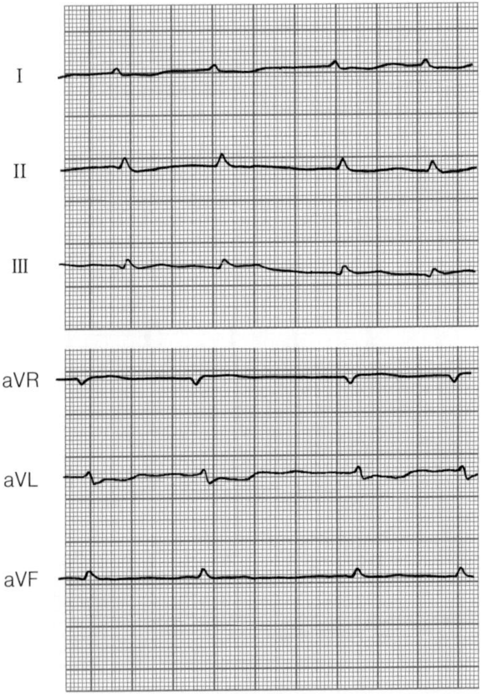

86　6. 心筋虚血

図 63　狭心症の急性発作時
V_3、V_4 誘導で下向きに ST 成分が下降している。

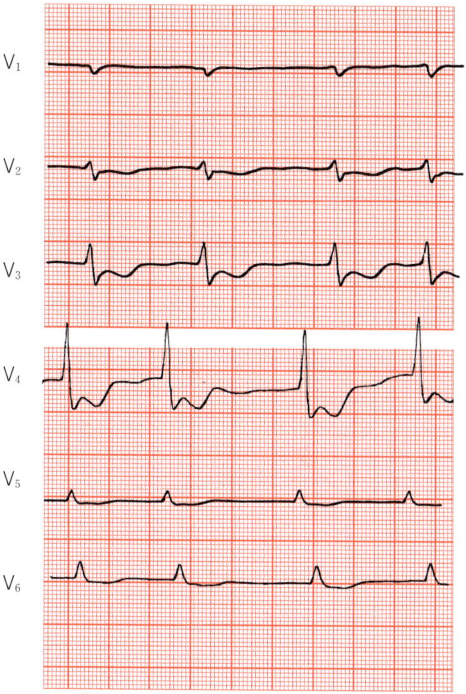

冠動脈における虚血　87

6. 心筋虚血

6.3 心筋梗塞

定義

心筋梗塞は冠動脈の閉塞による貫壁性虚血・壊死で、急性期には典型的な心電図の経時的変化を伴う（図64）。

ステージ	時間	心電図	診断基準
初期	＞数分間		T波の増高
ステージI	6時間未満		ST上昇 R波 Q波はなし/小さい
中期	6時間以降		ST上昇 T波反転 R波消失、異常Q波
ステージII	数日		異常Q波 T波反転 ST正常化
ステージIII	残留		異常Q波の持続 R波消失 T波正常化

図64　心筋梗塞の各ステージ

心電図

　ごく初期にはT波の増高がみられることがあり、数分間だけ持続する。ステージIではST上昇とR波が認められ、Q波はみられない。また、陽性のT波がまだ記録できる。この時点では、心筋酵素であるCKやCK-MBはまだ上昇せず、血管再疎通療法(血栓溶解療法や冠動脈形成術)を考慮すべきである。

　中期になると、ST上昇とR波の電位が減高し、異常Q波とT波の陰転が出現する。次のステージでは異常Q波が増大し、R波が消失していく。陳旧性心筋梗塞(ステージIII)では、梗塞領域に対応する前面の誘導でR波が消失する。梗塞壁前面の誘導で異常Q波を認め、T波は再び陽性化し、ST上昇は回復し元に戻る。T波の陰転とST上昇が持続する場合は、心室瘤の合併を示唆する。

　下壁心筋梗塞のステージIIIでは、II、III、aVF誘導で著しく幅の広くなった異常Q波を認める(図65)。異常Q波を生じうる原因を図66に列記する。

　下壁心筋梗塞のステージIIIでは、すべての心電図変化が正常に復して、梗塞所見が心電図的に現れなくなる場合がある。この場合には、心室運動異常を示す心エコー図や、心室造影、灌流欠損を示すシンチグラフィーなどが診断に必要となる。

6. 心筋虚血

異常Q波

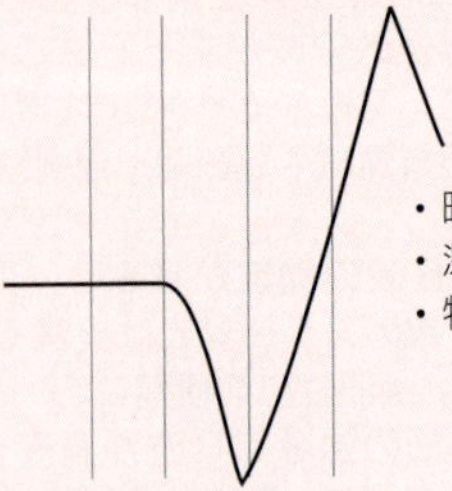

- 時間＞0.04秒（＞2mm）
- 深さ≧1/4 R波
- 特徴的誘導

  Ⅱ、Ⅲ、aVF → 下壁
  V誘導 → 前壁

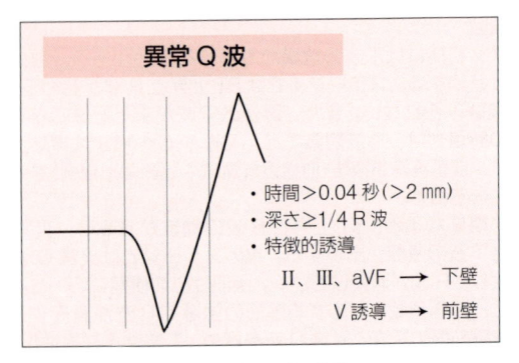

図65　梗塞に関連する異常Q波の定義

Q波の起こりうる誘因

- 梗塞に関連する異常Q波
- Ⅰ、Ⅱ、V₅、V₆誘導の臨床的意義を伴わないQ波
- S₁Q₃軸 ⎫
- Ⅲ誘導の"浮いた"Q波 ⎬ 吸気時に減少する
- 偽性Q波

  WPW症候群のデルタ波
  房室接合部調律（陰性P波）

図66　Q波の起こりうる誘因

局在

虚血領域は対応する心電図誘導の虚血性変化によって理解される(図58)。鏡像(reciprocal)誘導のST下降は、急性心筋梗塞を強く示唆する(図67)。前壁のST上昇は、下壁における鏡像ST下降を伴い、前壁のST下降は下壁のST上昇を伴う。こうした鏡像誘導の心電図変化は、梗塞発症から数時間以内で回復する。

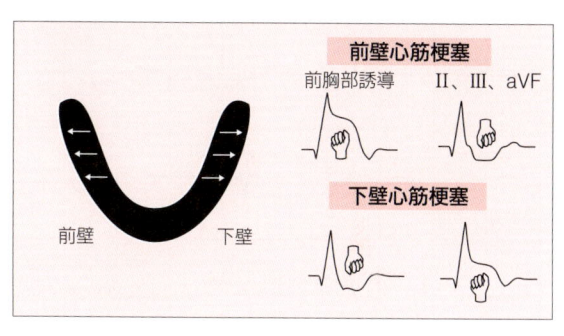

図67 急性心筋梗塞を反映する誘導と鏡像誘導
前壁でのST上昇は、下壁での鏡像ST下降を伴う。

重要な鑑別診断

急性心膜炎(215ページ)
前壁心内膜下心筋梗塞(非Q波心筋梗塞、107ページ)
肥大型(閉塞性)心筋症(225ページ)
高度左室肥大(30ページ)

92　6. 心筋虚血

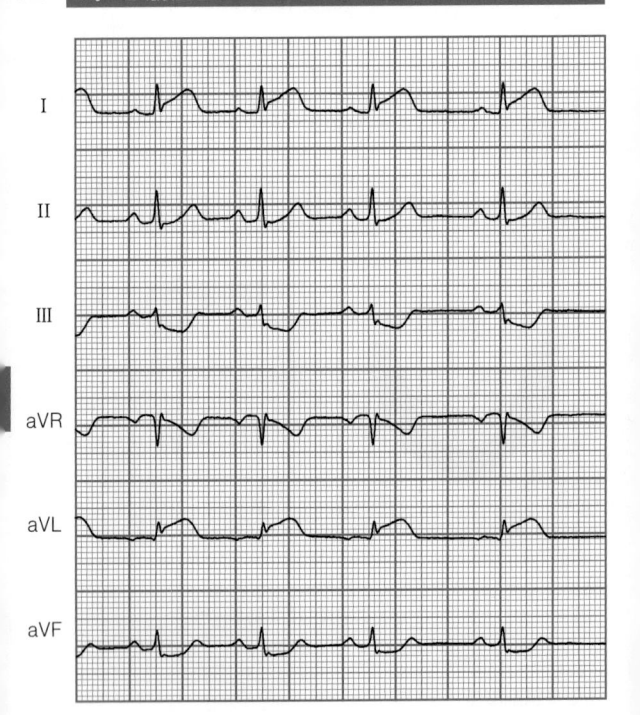

図68　急性前壁心筋梗塞
Ⅰ、aVL、V₁〜V₄のST上昇ならびにⅡ、Ⅲ、aVF、V₆誘導の鏡像ST下降。心臓カテーテル検査で、左前下行枝の閉塞と診断された。

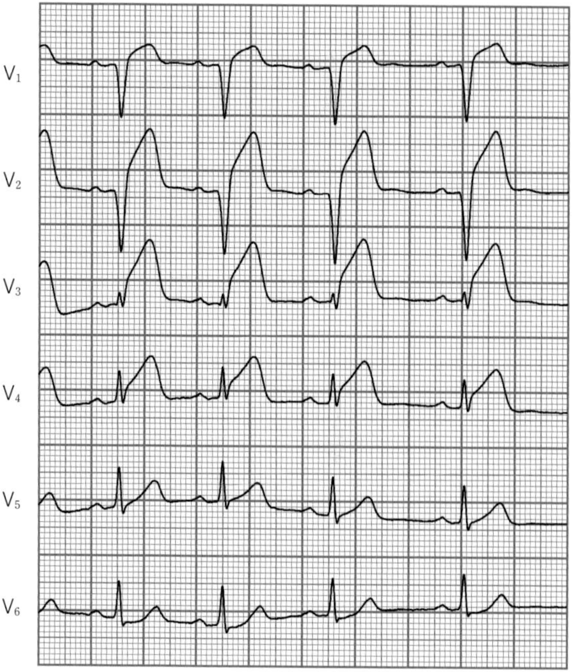

心筋梗塞 93

6. 心筋虚血

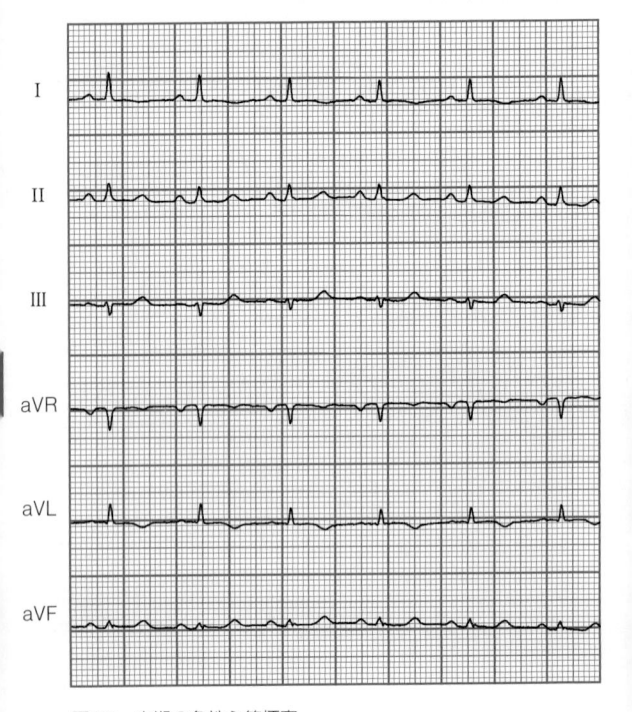

図69 中期の急性心筋梗塞
Q波の出現、ST上昇の回復傾向、T波の逆転を示す。図68と同じ患者の翌日の心電図である。

心筋梗塞 95

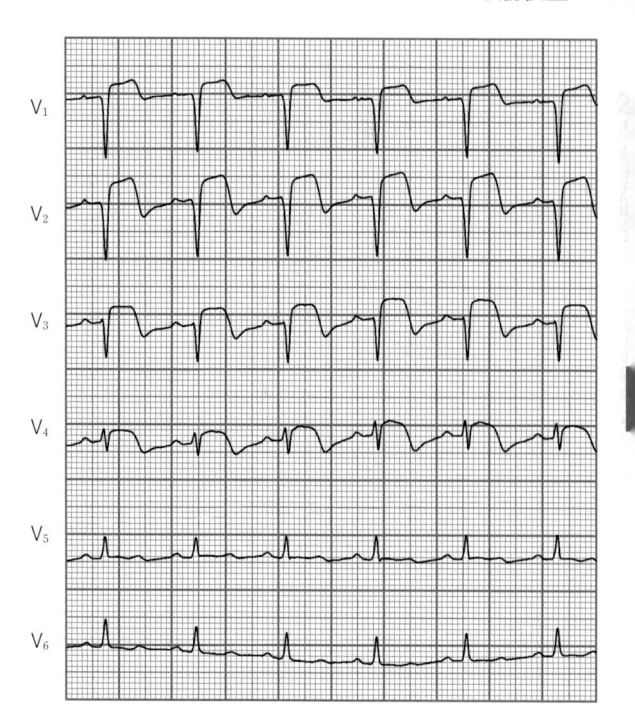

96

6. 心筋虚血

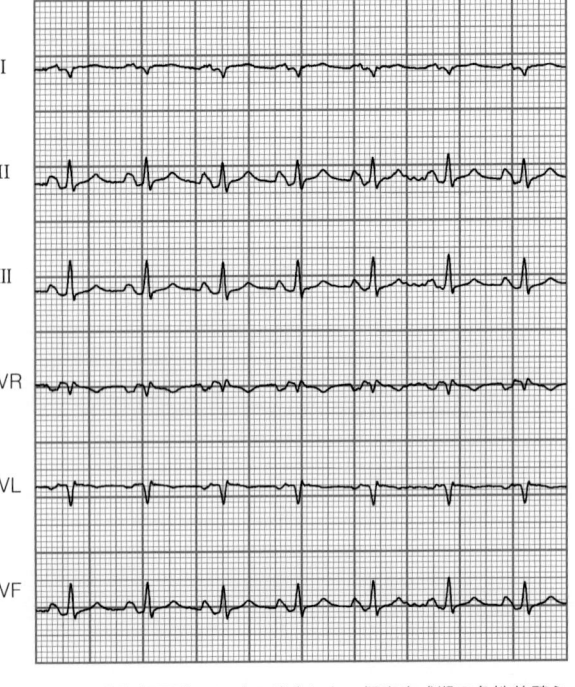

図70 前胸部誘導でR波の消失した、梗塞完成期の急性前壁心筋梗塞
図68、69と同じ患者のもの。

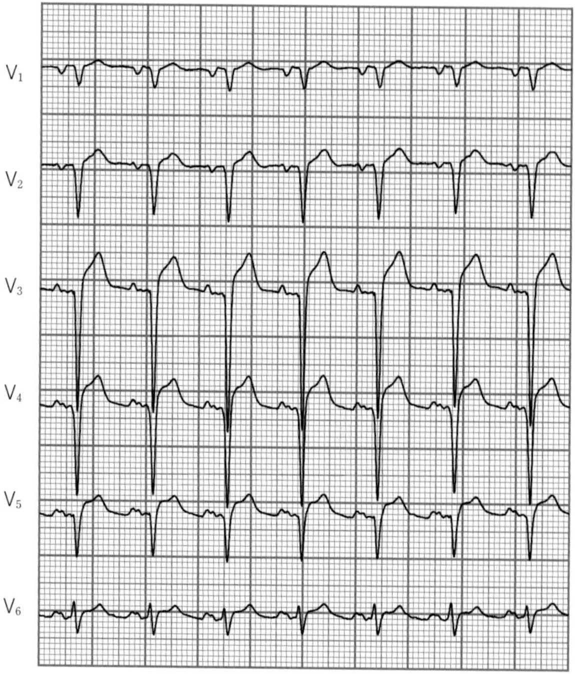

心筋梗塞 97

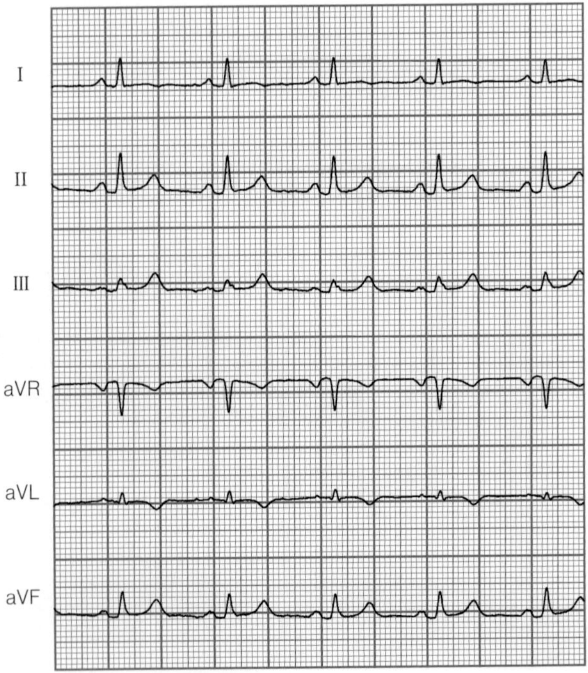

98　6. 心筋虚血

図71　中期の急性前壁心筋梗塞
前胸部誘導におけるR波の消失、深いQ波、ST上昇とT波の陰転化。

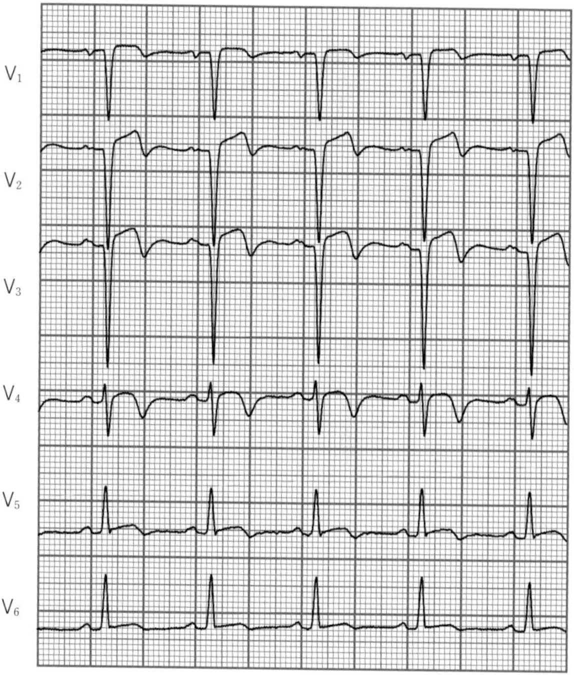

心筋梗塞 99

100　6. 心筋虚血

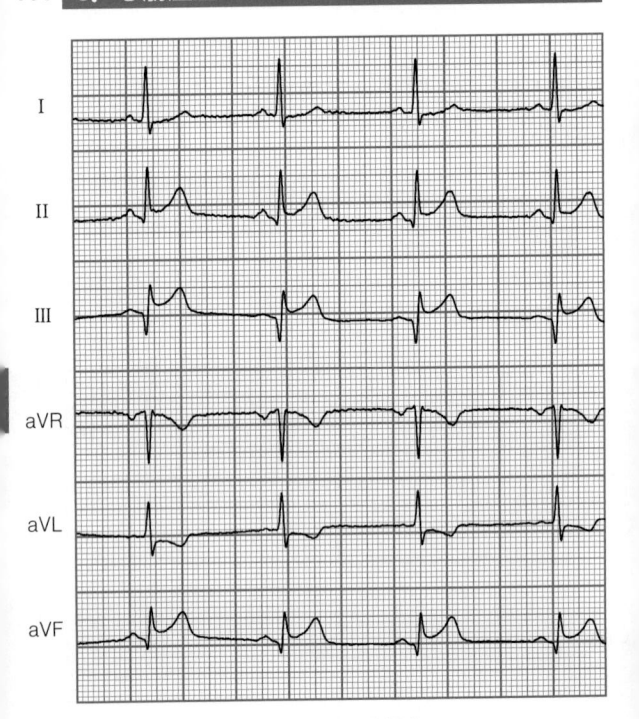

図72　ステージ I の急性下壁心筋梗塞
II、III、aVF 誘導で ST 上昇。T 波(の増高)はまだ陽性である。これらの誘導で認められる異常 Q 波は、ステージIIIの完成した下壁心筋梗塞の存在を示す。

心筋梗塞 101

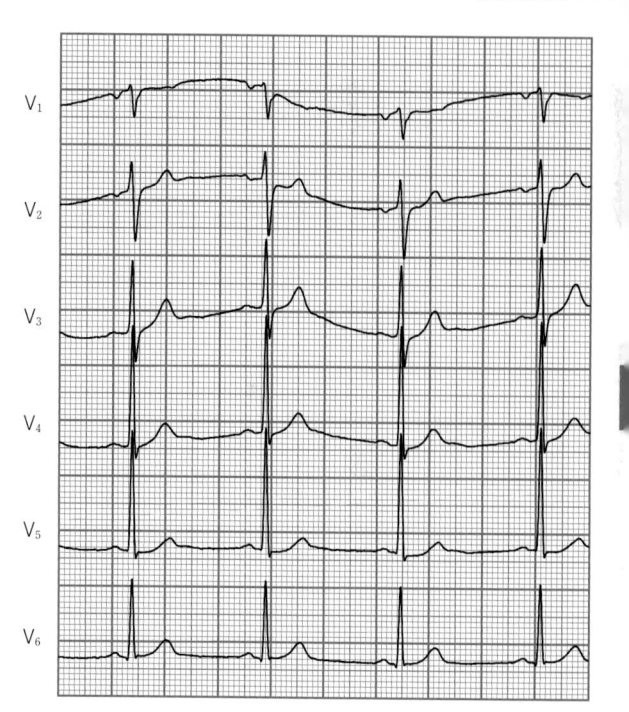

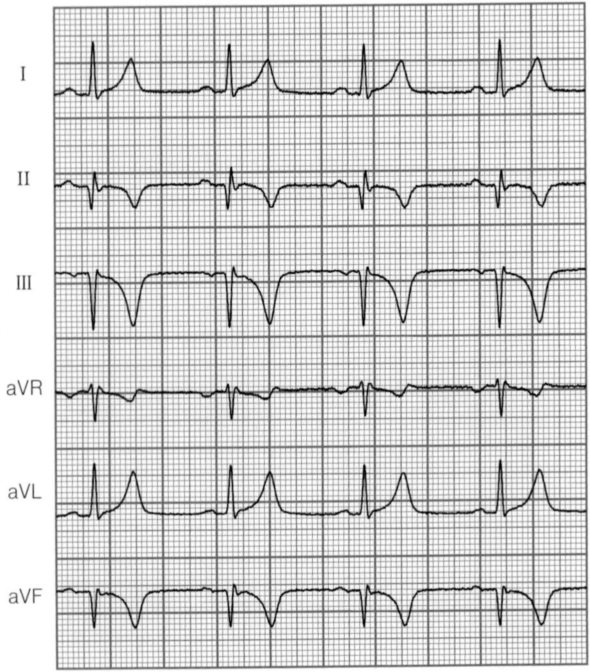

102　6. 心筋虚血

図73　ステージIIの下壁心筋梗塞
ST上昇の回復後、II、III、aVF誘導で異常Q波と陰性T波を認める。

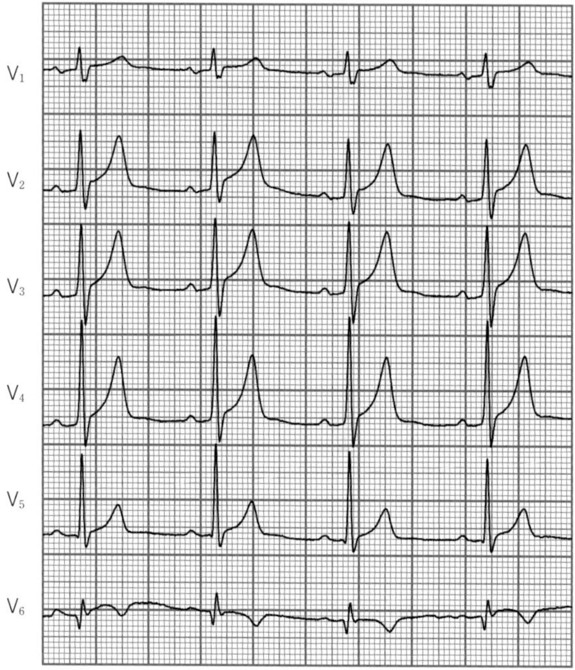

心筋梗塞 103

6. 心筋虚血

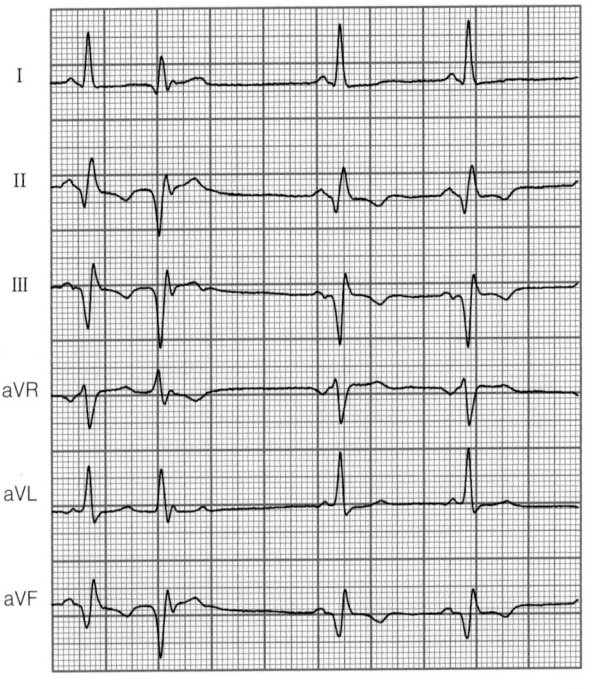

図74 II、III、aVF 誘導で異常 Q 波を認めるステージIIIの下壁心筋梗塞
2拍目は心室性期外収縮である。

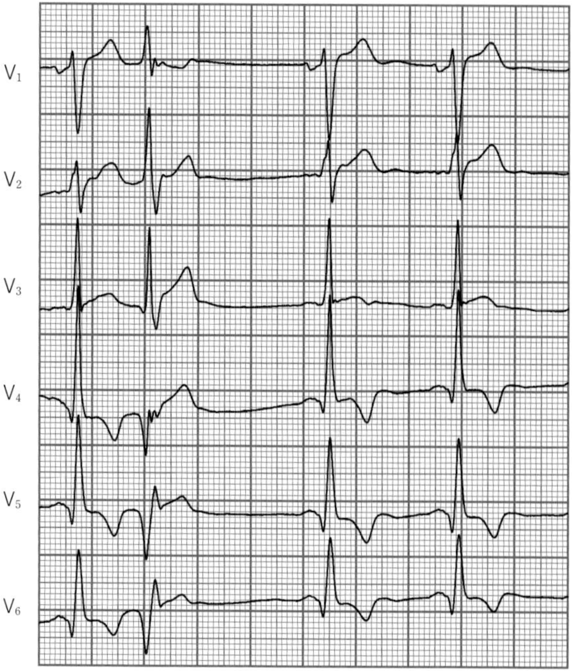

心筋梗塞 105

6. 心筋虚血

Memo

6.4 非 Q 波心筋梗塞

定義
心内膜下梗塞。心筋梗塞の特殊型。

心電図
胸部誘導全体でみられる ST 上昇や R 波の消失や Q 波を伴わない T 波の陰転。

予後
貫壁性心筋梗塞とこの型の心筋梗塞の予後には大きな差はない。

108　6. 心筋虚血

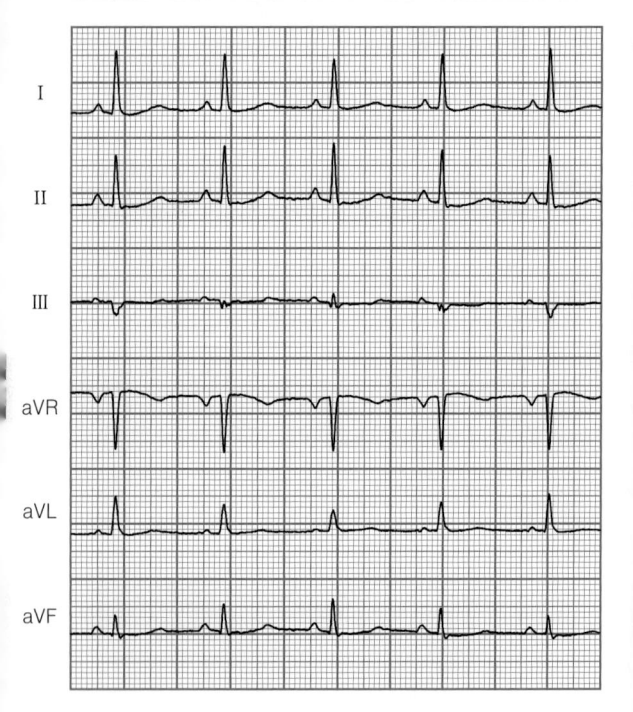

図75　前壁の非 Q 波梗塞
胸部誘導全体で T 波の陰転化がみられる。ST 上昇はなく、R 波の電位は正常である。患者は典型的な狭心痛を自覚し、心筋酵素は上昇した。

非 Q 波心筋梗塞 109

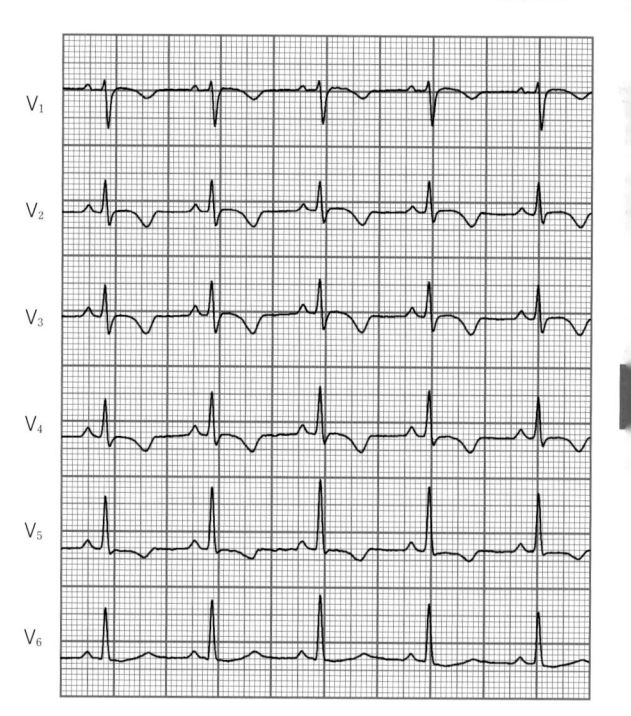

6. 心筋虚血

6.5 運動負荷試験

定義

運動誘発性の心筋灌流低下の評価のための試験。

標準運動プロトコール

高い診断精度を得るためには、患者は最大耐用量の運動を行わなければならない。最大耐用量の運動とは、年齢補正した最大心拍数(200-年齢)と基準表上の最大運動負荷(ワット)で定義される。

最近発症した心筋梗塞に対しては、症状により制限をかける亜最大プロトコールを使う必要がある。プロトコールは診断目標に準じなければならない。

年齢	最大心拍数 (min⁻¹)	最大心拍数の85% (min⁻¹)	最大負荷量 体表面積 1.73 mm² 男性(ワット)	最大負荷量 体表面積 1.73 mm² 女性(ワット)
20-29	195	170	170	140
30-39	189	160	140	120
40-49	182	150	110	110
50-59	170	140	100	90
60-69	162	130	80	80
70-80	145	120	50	50

冠動脈疾患の評価には、各ステージを3分間、3段階で運動強度を増加させることが有効であり、年齢補正した最大運動負荷量(ワット)の達成にも効果が高いことがわかっている。

運動耐久性の試験としては、さらに長い段階の運動が有用である。

診断精度

運動中や頻脈の際には、健常人においても上行型ST下降が出現する。図78に心筋虚血の心電図基準を示す。水平型と下行型ST下降が最も一般的である(図59)。

112 6. 心筋虚血

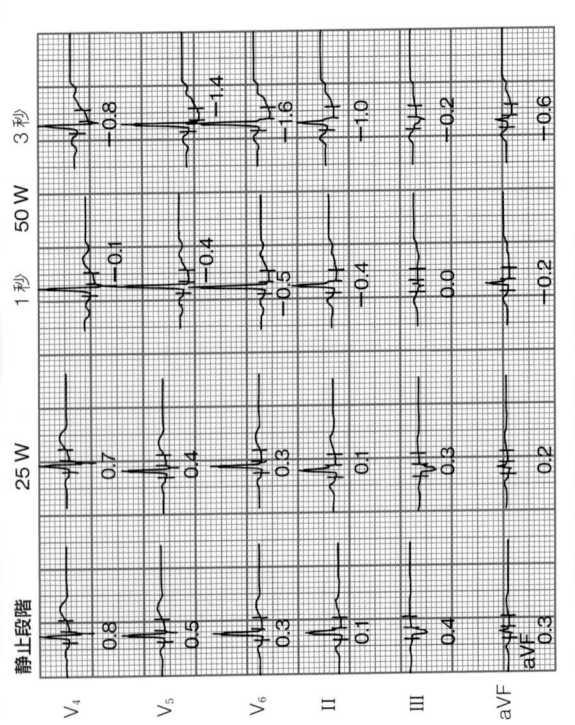

図76 冠動脈疾患の運動負荷試験：ST下降が進行。

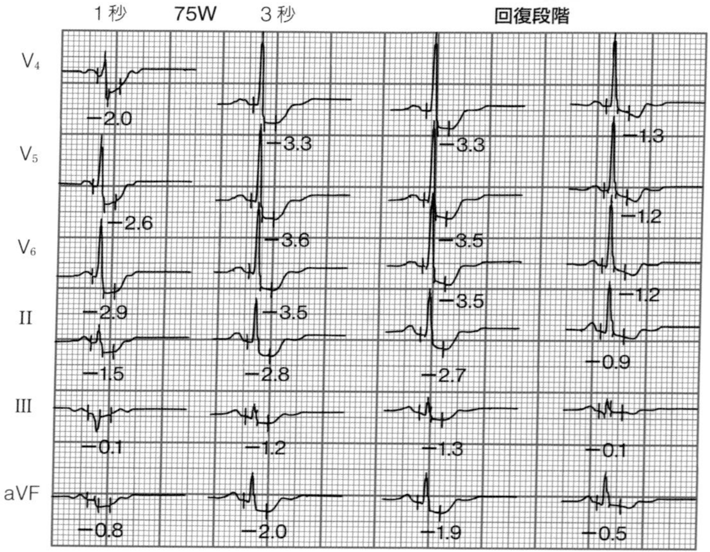

図77 冠動脈疾患の運動負荷試験（図76の続き）
ST下降の進行は、最初は水平型で、次第に下行型を示す。

> **運動負荷試験：冠動脈疾患の予測因子**
>
> - ≥0.2 mV の水平型あるいは下行型の ST 下降
> - 上行型 ST 下降の場合：
>   J 点から 80 ms の地点で ≥0.1 mV の ST 下降
> - 大きな Q 波のない誘導での ST 上昇
> - 運動誘発性の典型的な狭心症状
> - 運動誘発性の不整脈

図78　運動負荷試験：冠動脈疾患の予測因子

適応

　運動負荷試験の診断価値は、被験者の冠動脈疾患の有病率に左右される。有病率が高ければ、運動負荷試験の予測能力は高くなる（ベイの定理）。無症状患者のスクリーニングを行うには、その集団のもつ冠動脈疾患の有病率が低すぎるため有用ではない。

　とくに女性の場合は冠動脈疾患の有病率が低い上、典型的な水平型あるいは下行型 ST 下降を示す偽陽性の心電図変化の頻度が高いため、運動負荷試験の診断精度は低下する（このような患者は、心臓カテーテル検査を行っても、正常である場合が多い）。

　最も診断精度の高い運動負荷試験の対象は、40 歳以上男性の非典型的胸痛とされている。典型的な胸痛の場合には、心電図が正常であっても心臓カテーテル検査の適応となる。

合併症

運動負荷試験時の合併症はまれである。しかし負荷試験の中止基準(図79)と禁忌(図80)は遵守しなければならない。

負荷試験の中止基準

- 進行性の重度の狭心症状
- ≧0.2 mV の ST 下降(水平型または下行型)
- 非梗塞誘導での ST 上昇
- 運動負荷試験中に血圧上昇がない、もしくは低下する場合
- 収縮期血圧＞250 mmHg
  拡張期血圧＞130 mmHg
- 重篤な不整脈

図79 負荷試験の中止基準

6. 心筋虚血

負荷試験の禁忌

- 不安定狭心症
- 2週間以内の心筋梗塞
- 重症大動脈弁狭窄
- 未治療高血圧
  収縮期圧＞220 mmHg
  かつ/もしくは拡張期圧＞120 mmHg
- 急性心筋炎もしくは心膜炎
- 非代償性心不全
- 重篤な不整脈
- 血栓形成性の状態

図80 負荷試験の禁忌

徐脈性不整脈

.1 補充調律

病態生理

洞房結節の脱分極や脱分極後の伝導が障害された場合、歩調取り下位中枢に移行され、洞房結節より低い頻度で脱分極することになる。これらの下位中枢からのゆっくりしたリズムを補充調律と総称する。

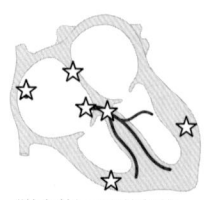

(潜在的)二次的部位

分類

洞房結節の機能が障害された場合、補充機能として歩調取りは脱分極レートが 40〜60 拍/分の房室接合部(房室接合部補充調律)に移行する。III度房室ブロックでは補充調律はヒス束からの歩調取りとなる。この場合、QRS 波の幅は広くない(75 ページ図 54)。一方、心室補充調律では QRS 波の幅は広い。

図 56(78 ページ)は幅広い QRS 波と徐脈を伴う、III度房室ブロックの心室補充調律を示す。

図 81 は心房補充調律を示す。

118　7. 徐脈性不整脈

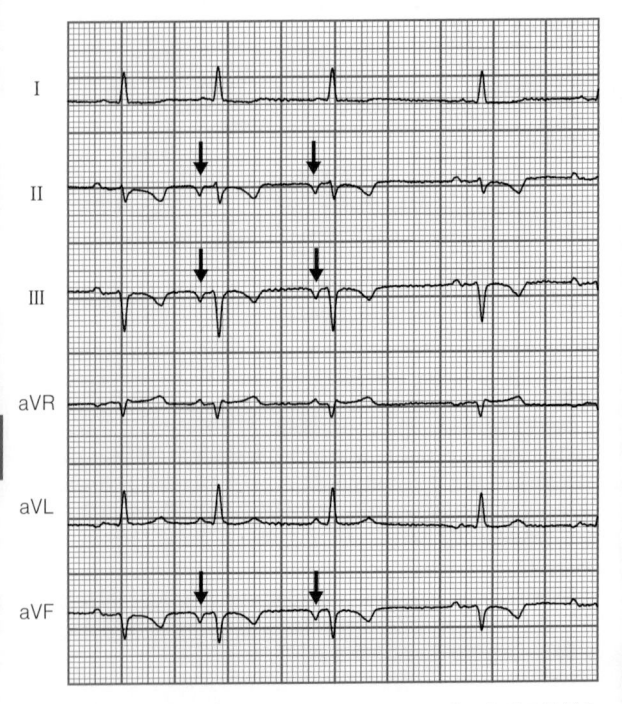

図81 第2拍と第3拍目はII、III、V₂-V₆誘導における陰性P波を示す心房補充調律(矢印)。第1拍と第4拍目はII、III、V₂-V₆誘導における陽性P波を示す洞調律。

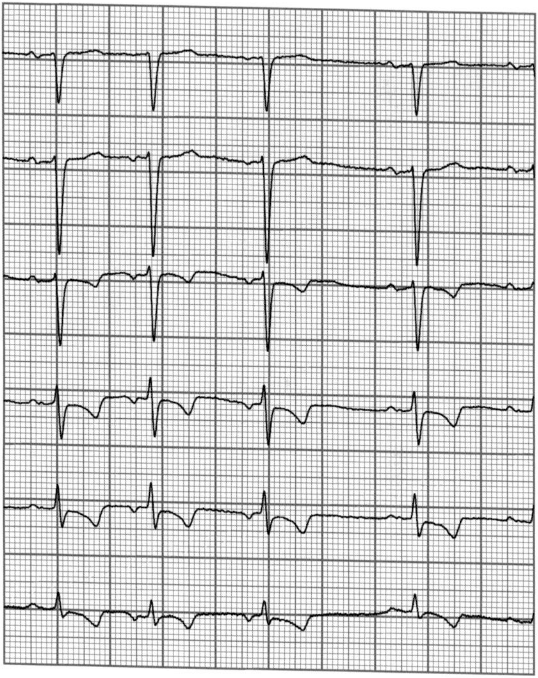

補充調律 119

7.2 房室接合部補充調律

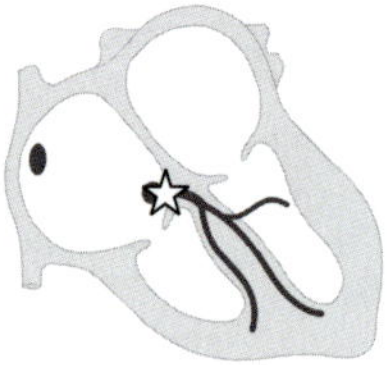

病態生理

洞房結節の機能が低下した場合、房室(接合部)補充調律が生じる。房室接合部は心疾患のない健常人でも、たとえば睡眠中などに脱分極を認めることもある。時に副収縮調律(2つの異なる部位からほとんど同じ頻度で同時に脱分極すること)もある。この場合、洞調律は房室接合部調律に変換するか、またはその逆(房室解離)になるが治療の必要はない。

房室調律

房室接合部補充調律はその発生部位により亜分類される(図82)。なお、房室接合とは房室結節ならびにヒス束近傍を指す。

1. 上部房室接合部調律

房室結節の上部を起源として心房が脱分極される。そのためP波はⅡ、Ⅲ誘導およびaVF誘導で陰性となる。PR間隔は短縮する。

2. 中部房室接合部調律

脱分極部位は房室結節の中央にある。そのため心房と心室の脱分極は同時になり、P波はQRS波内に埋没する(図83)。

3. 下部房室接合部調律

脱分極部位はヒス束近傍の房室結節下部ないしヒス束にある。心室がまず脱分極し、次いで心房が脱分極するため、P波はQRS波の直後に認められる。逆行性の脱分極であるため、P波はⅡ、ⅢおよびaVF誘導で陰性を示す（図84）。

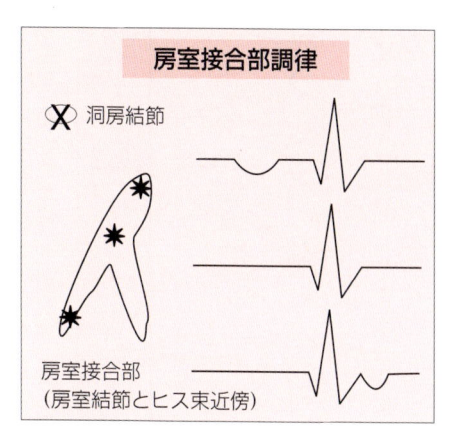

図82　房室接合部調律
上部房室結節に起源がある場合、P波は陰性でQRS波に先行する（PR間隔は短縮する）。起源が房室結節の中央部にある場合は、P波は消失（QRS波の中に埋没）する。下部房室接合部ではQRS波に続いて陰性のP波が認められる。

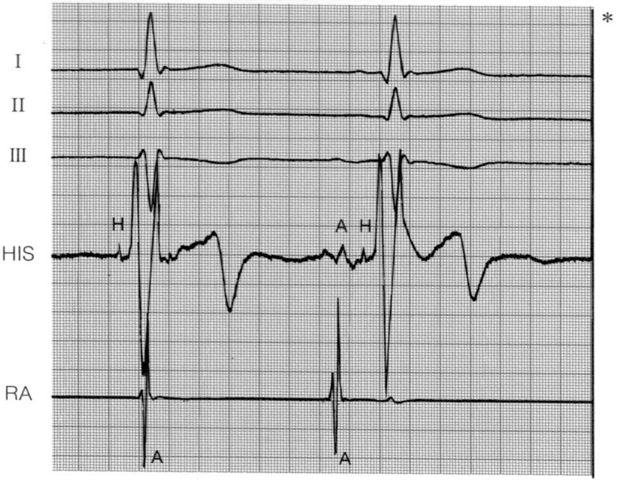

122　7. 徐脈性不整脈

図 83 中部房室接合部調律(第 1 拍目)と洞調律(第 2 拍目)の比較
第 1 拍目の心房波(A 波)は右房電位(RA)に記録されており、I、II、III誘導ないしヒス電位と重ねあわせると QRS 波内に位置する。ヒス束電位図(HIS)では A 波は QRS 波の前に認められない。洞調律(第 2 拍目)では A 波は QRS 波の前に認められる。

房室接合部補充調律 123

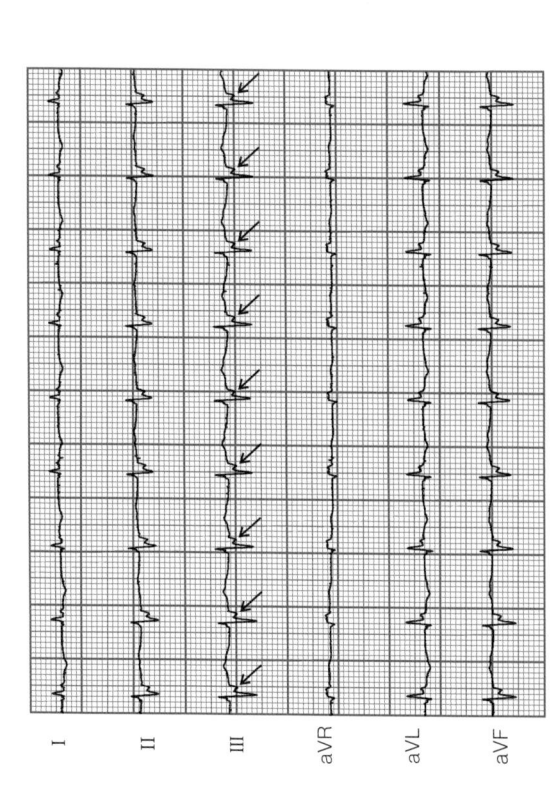

図84 下部房室接合部調律：心拍数は約45拍/分。P波はST成分のQSR波の終末部に認められる(矢印)。記録速度は12.5 mm/秒

7.3 洞房ブロック

定義

洞房ブロックは洞房結節と心房間の伝導が途絶することによって生じ、結果的に心房の脱分極が生じない。下位中枢からの補充収縮が起こるまで洞停止が続く。

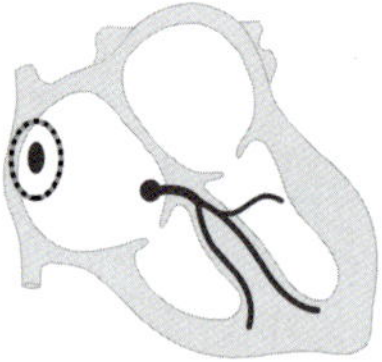

洞房ブロック

Ⅰ度洞房ブロック

洞房伝導時間の延長（通常心電図では認識できない）。

Ⅱ度洞房ブロック タイプⅠ、Wenckebach型

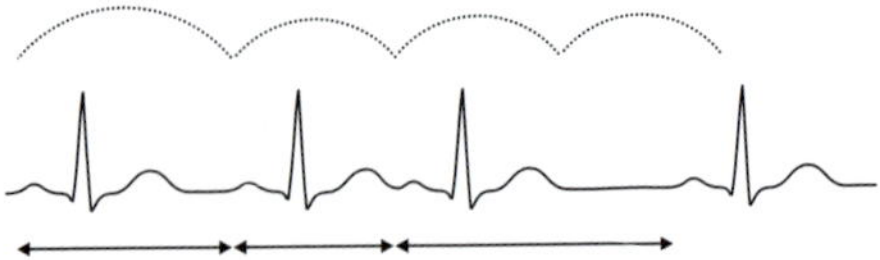

洞房伝導時間が徐々に延長し、ついに1拍伝導が完全に途絶する。

PR時間は一定であるが、PP間隔は徐々に短縮し、ついに洞房伝導が途絶した際、急にPP間隔は延長する。しかし、このPP間隔は通常のPP間隔の2倍以内にある。

II度洞房ブロック タイプII、Mobitz型

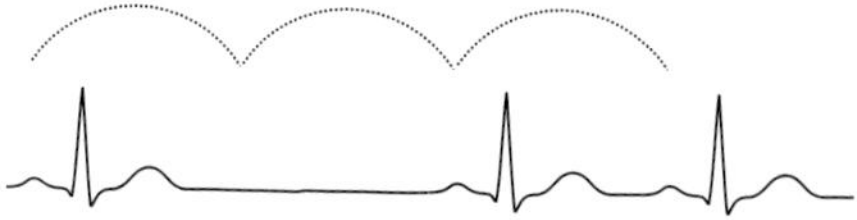

　間欠性の洞休止(P波の欠落)がある。この場合欠落したP波をはさむ2個のPP間隔は通常のPP間隔の整数倍である。
　洞性徐脈でもPP間隔が延長することがあり、2:1洞房ブロックは洞性徐脈と区別することが困難である。

III度洞房ブロック
　洞房伝導の完全ブロックで、心停止を伴い房室接合部もしくは心室脱分極部位からの補充調律が生じる。

126　7. 徐脈性不整脈

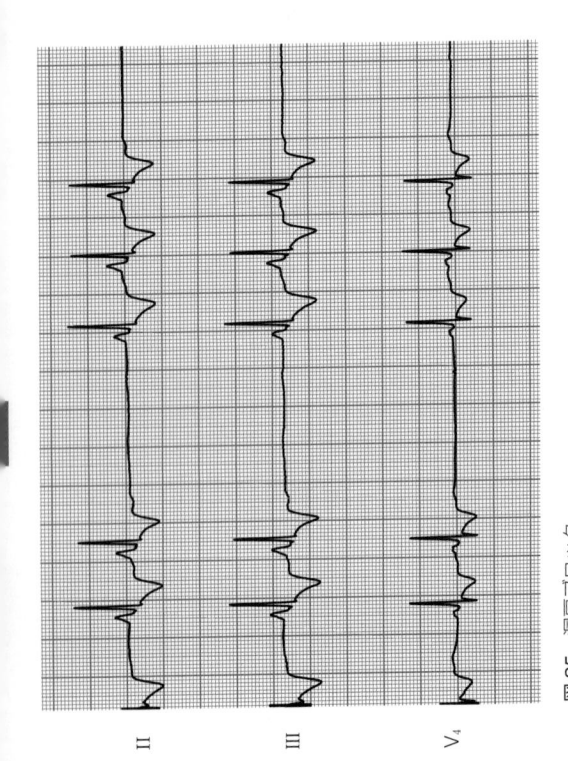

図 85　洞房ブロック
心房脱分極（P波）のない洞休止。

.4 反射性徐脈

臨床像

反射性徐脈は失神にいたる可能性がある。

心臓性失神

- 反射介在性失神
  - 神経心臓性失神（神経調節性失神）
  - 過敏性頸動脈洞症候群
  - 以下に関連する反射性失神：
    排尿・嚥下・咳・疼痛・排便
- 起立性失神
- 不整脈原性失神
- 機械的閉塞性失神
  大動脈弁狭窄、粘液腫、心膜タンポナーデ、肺塞栓

図86　心臓性失神の分類

1. 頸動脈洞症候群

定義

過敏となった頸動脈洞を刺激することにより徐脈、洞停止、低血圧が誘発される。

7. 徐脈性不整脈

病態生理

頸動脈洞症候群の反射経路を図87に示す。

頸動脈洞の圧迫もしくは無意識の頭位変換は、迷走神経を刺激し、その反射によって、洞徐脈やIII度房室ブロックを含む房室ブロックを引き起こす。血管拡張による血圧低下も認められる。

頸動脈洞症候群の診断は、頸動脈刺激や頭位変換などにより6秒以上の洞停止と、めまいや失神などの臨床症候が生じた場合になされる。

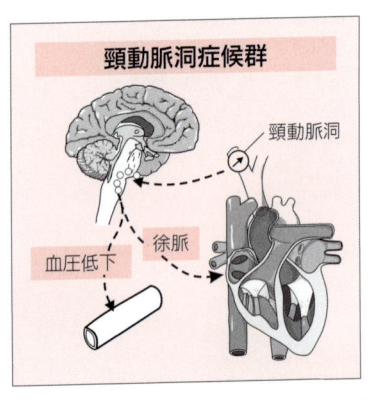

図87 頸動脈小体の求心性の刺激は迷走神経の反射興奮による徐脈や血管拡張の原因となる。

診断

過敏性頸動脈洞の疑いのある患者の頸動脈洞マッサージを行う際には、医師立ち会いのもと、患者を仰臥位にし、静脈ラインを確保してアトロピンとアドレナリンを用意しておくこと。

頸動脈洞マッサージ

頸動脈洞マッサージ(**図88**)は上室頻拍の診断にも適用される(156ページ参照)。この場合は症候性徐脈の危険性はない。

7. 徐脈性不整脈

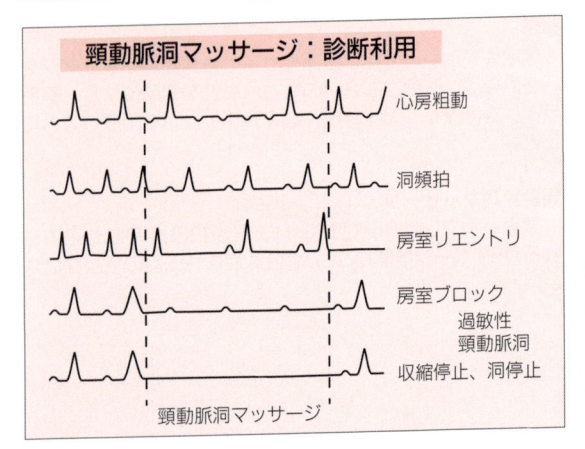

図88 頸動脈洞マッサージ、診断への応用
規則的な洞調律時の頸動脈洞マッサージは頸動脈洞症候群の診断に利用される(ただし危険性を有する)。上室頻拍では、心房粗動の診断あるいは房室頻拍やWPW頻拍の治療に用いられる。

治療

反射性の血管拡張の場合はペースメーカー植込みはしばしば無効である！

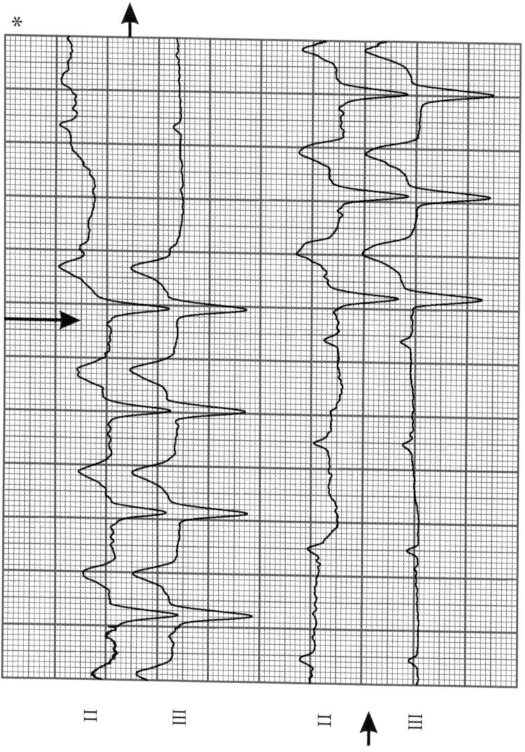

図 89 頸動脈洞症候群における頸動脈洞マッサージのマイナス点
頸動脈洞の圧迫により房室ブロックとなり 4.8 秒のポーズと失神の前兆がみられた。

2. 神経心臓性失神（神経調節性失神）

病態生理
　神経心臓性失神（神経調節性失神）は左室内の機械的受容体の刺激により反射性に惹起される（図90）。結果として徐脈や末梢の血管拡張による低血圧をもたらす。

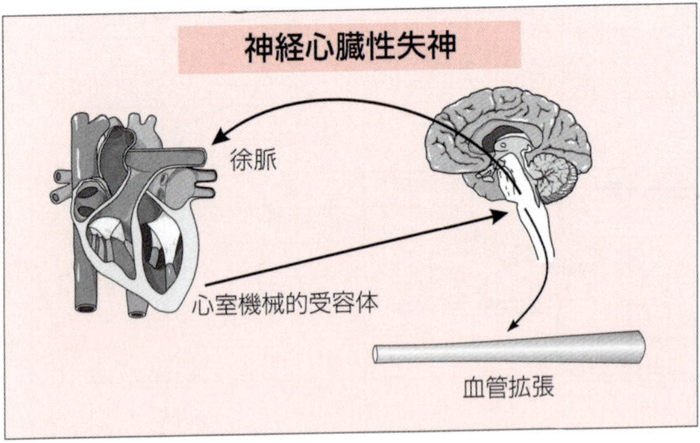

図90　神経心臓性失神（神経調節性失神）
心室の機械的受容器の刺激の反射として徐脈や血圧低下が生じる。

診断
　チルト試験が診断に有用である。長時間（約20分間）の立位中のイソプレナリン（イソプロテレノール）静脈内点滴投与（図91）もしくはニトログリセリンの舌下投与により失神が誘発されることがある。

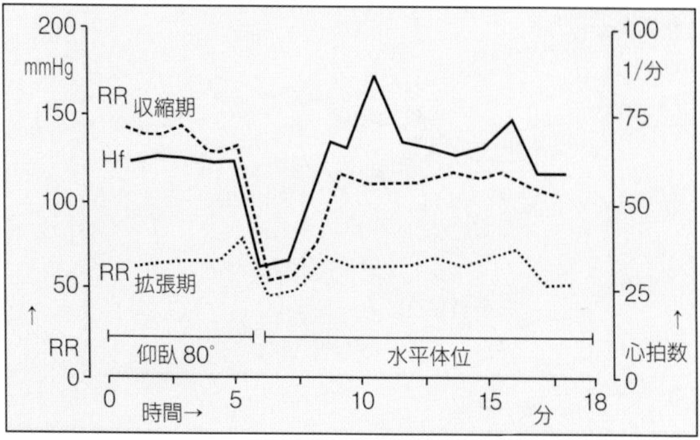

図91 イソプロテレノール2μg/kg/分を投与したチルト試験
立位5分後に患者はめまいと前失神状態を認めた。心拍数、収縮期・拡張期の血圧は同時に低下した。水平体位に戻すと症状は直ちに消失した。

治療

血管拡張による失神の場合、ペースメーカーの植込みは無効である。その陰性の変力作用が機械的受容器の過敏性を抑制するため、β遮断薬はひとつの選択肢となる(図92)。他に、ジソピラミドの陰性変力作用も期待できる。

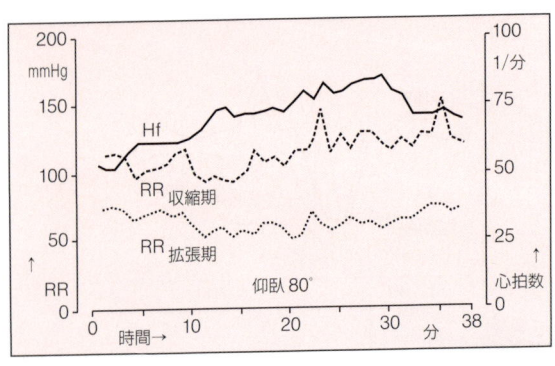

図92 イソプロテレノール 4 μg/kg/分を投与したチルト試験
β遮断薬の前投与で神経心臓性の反射は減弱した(図91と同じ患者)。

7.5 徐脈を伴う心房細動

定義
心房興奮が>300/分で絶対性不整脈を伴い、心室レートは<40拍/分(徐脈)。徐脈性心房細動、または徐脈性心室レートを伴う心房細動とも呼ばれる(注：急速心室レートを伴う心房細動：148ページ参照)。

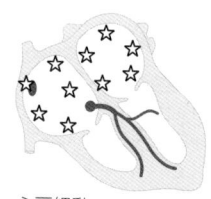

心房細動

心電図

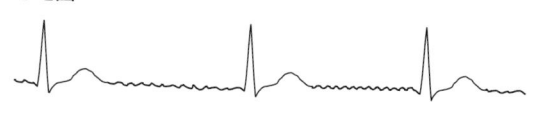

P波の欠如、徐脈(<40拍/分)を伴う等電位線の不整と絶対性不整脈。

原因
重症心疾患もしくは洞不全症候群で最も一般的。

治療
ペースメーカーを考慮する前に、房室伝導を延長させる薬剤(β遮断薬、ベラパミルタイプのカルシウムチャネル拮抗薬、ジギタリス)はすべて中止する。

推奨される治療法を図102 (149ページ)に示す。

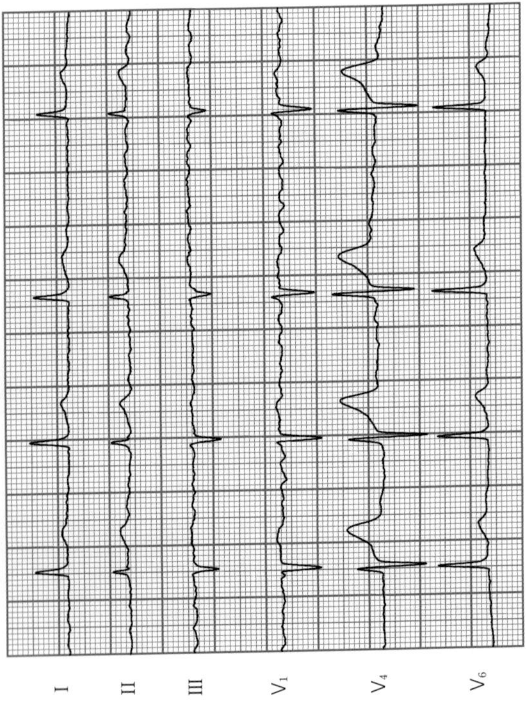

136　7. 徐脈性不整脈

図93　緩徐心室レートを伴う心房細動
絶対性不整脈とともに明らかな心房細動波(f波)がとくにV₁誘導にみられる。心房細動は重症心疾患で頻繁にみられる。

7.6 心臓ペースメーカー

概要

心臓ペースメーカーは症候性徐脈性不整脈に適用される。基本的な型はシングル・チャンバーシステム(心房あるいは心室ペーシング)とデュアル・チャンバーシステム(心房と心室双方の依存ペーシング)である。

心臓ペースメーカー機能は通常はデマンド型が基本とされる。感度機能は一定の正確さで正常心臓活動が行われているかを確認するための機能である。適正に機能していればペーシング機能は抑制され、適正でなければペーシングが発生する。

最近のペースメーカーは、心臓活動が極端に活発な場合でも、モードを切り換えて、不適切なペーシングを防ぐことができる。いずれの場合でも刺激により発生する最大心拍数はプログラムされた刺激頻度の上限により抑制される。

符号化

ペースメーカーコードの最初の文字はペーシングされる部位を示す(V=心室、A=心房、D=心房と心室)。2番目の文字は検知される部位を示す(上記同様)。3番目の文字はペースメーカー応答のモードを表している。

たとえば、2番目の文字がDであれば、心臓ペースメーカーが心房と心室の両方をモニタリングしていることを意味する(図96参照)。

機能不全

ペーシングもしくはセンシングのいずれかが欠落することがある。これらの欠落とは別に、デュアル・チャンバーシステムではペースメーカー誘発性の頻拍が発生する可能性がある。

7. 徐脈性不整脈

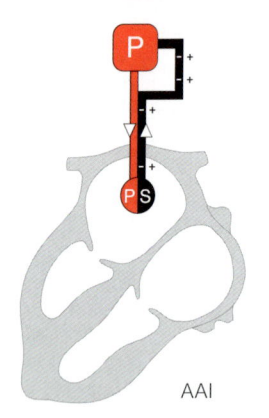

AAI

図 94　心臓ペースメーカーの型式
図 94～図 97 はペースメーカーシステムのさまざまな型式を示す。S（黒線）はセンシング回路を、P（赤線）はペーシング回路を示す。プラス/マイナスの印は内因性心臓活動に依存したセンシング回路内の抑制もしくはペーシング出力を示す。
AAI：心房依存型ペーシング。心房内でのセンシングによってペーシングは抑制される。
センシング回路が心房内の自己興奮を感知すると、インパルスが伝達されず（－）、そのためペーシング回路でインパルスは発生しない。センシング回路内で内因性自己心臓活動が感知されないと、センサー（S）がセンシング経路を介して陽性インパルスを送る。これが引き金となってペーシング回路内でインパルスが生成され、それは心房へ伝達されて、心房を刺激する。

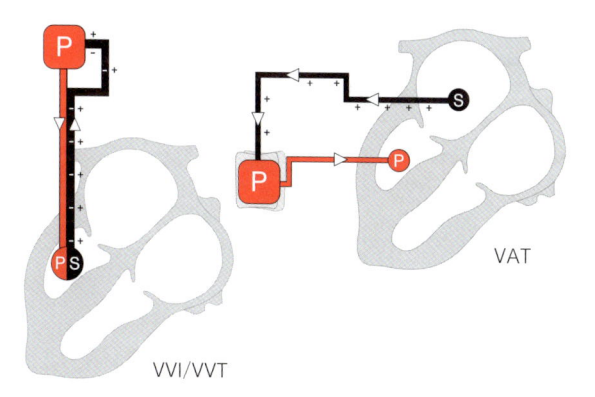

図95 VVI/VVT、VAT

VVI/VVT：心室内にて心室活動が感知されるとペーシングは抑制される心室依存型ペーシング、あるいは心室トリガーによる心室依存性ペーシング。センシング回路が心室内の自己興奮を感知すると、インパルスは伝達されず(−)、そのため、ペースメーカー回路内でインパルスが生成されない。自律性の心室活動がセンシング回路内で感知されなかった場合、センサー(S)はセンシング回路を介して陽性のインパルス(+)を送る。これが伝播されて心室を刺激する。

VAT：心房同期心室ペーシングで心室センシングによって抑制されないペースメーカー。
センシング回路が心房興奮をペースメーカー本体に伝播し(+)、ペースメーカーはインパルスを心室へ送り心室を刺激する。心房同期心室ペーシングは心室の自己興奮によって抑制されない。

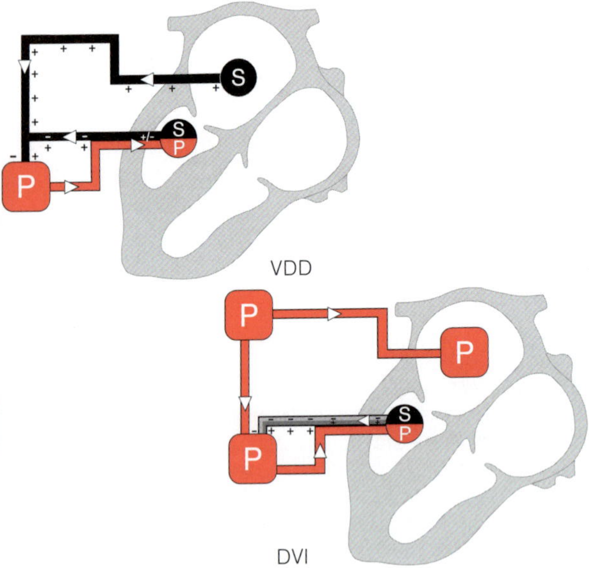

140 7. 徐脈性不整脈

VDD

DVI

図96 VDD、DVI
VDD：心房同期心室依存型ペーシングで、心室で活動が感知(センシング)されると、ペースメーカーでのインパルス発生は抑制される。この機能はVATと同様であるが加えて心房同期心室興奮は心室の自己興奮により抑制される。
DVI：心房心室順次依存型ペーシング。心室活動の感知によりペースメーカーのインパルス発生は抑制される。

心臓ペースメーカー 141

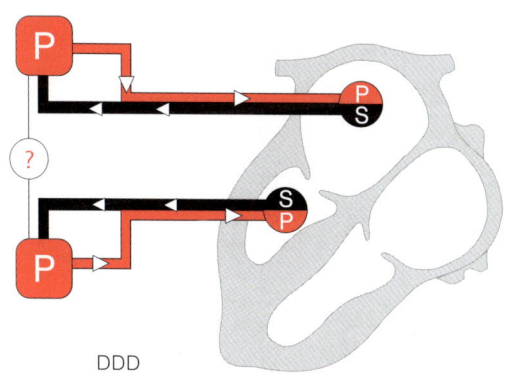

DDD

図 97　DDD
必要に応じて以下のいずれかに自動的に切り替えられる。
・純粋な心房ペーシング
・心房心室順次ペーシング
・心房同期心室ペーシング
・心房、心室もしくは心房と心室レベル両方での抑制

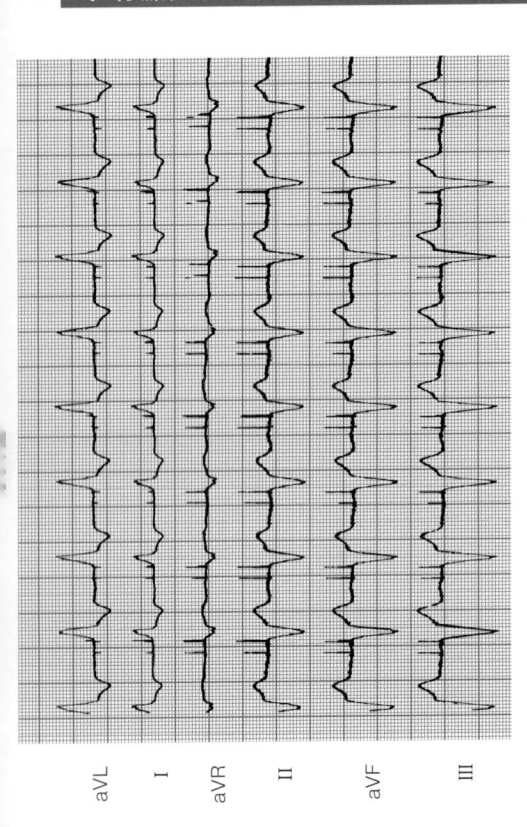

142 7. 徐脈性不整脈

図98 ペースメーカースパイクが心房あるいは心室の興奮と一致している。DDDペーシング：2つのペースメーカースパイクは、ペーシングが心房、心室の両方で発生していることを示している。

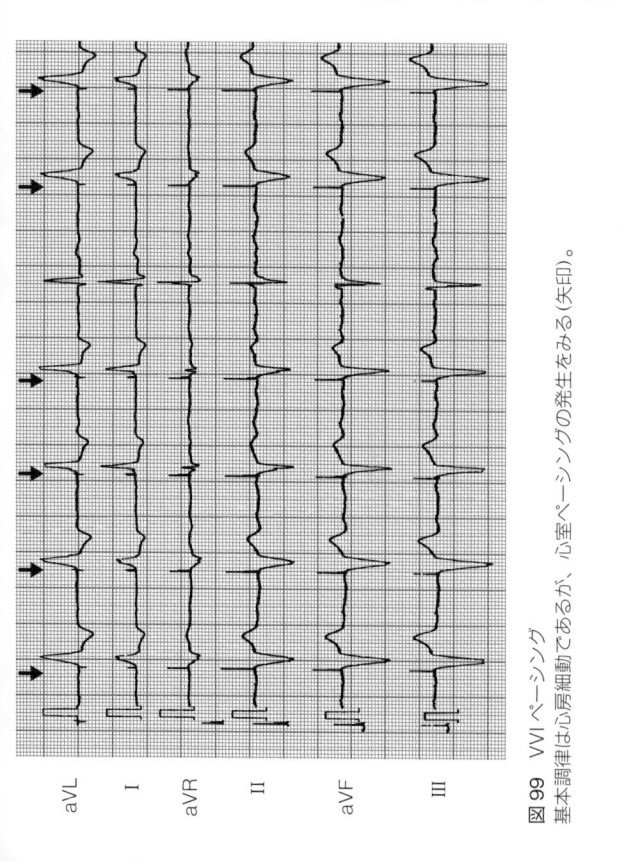

図99 VVIペーシング
基本調律は心房細動であるが、心室ペーシングの発生をみる（矢印）。

8. 頻脈性不整脈

8.1 総論

分類

頻脈性不整脈には上室頻拍(SVT)と心室頻拍(VT)がある。

上室頻拍は QRS 幅が正常であること(<0.12秒)を特徴とする。ただし脚ブロックを伴う場合は、QRS 幅は広くなる。QRS 波に対する P′ 波の位置関係からさらに細かく分類できる(図100)。

心室頻拍はまれにヒス束から生じるものを除いて、常に幅広い QRS(>0.12秒)を示す。

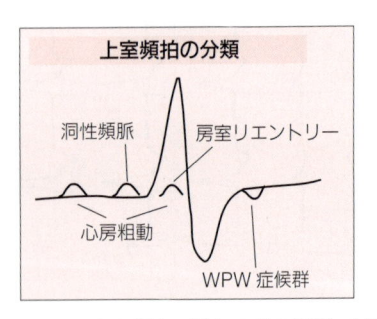

図100 上室頻拍の分類：P 波の位置による分類

.2 洞性頻脈

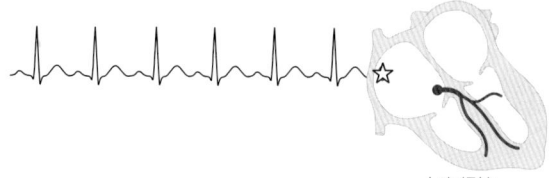

上室頻拍

定義
心拍数＞90拍/分の上室頻脈。

原因
一次性洞性頻脈。洞房結節のリエントリー機序によって生じることがある。

二次的なものとして甲状腺機能亢進症、血液量減少、心不全、そしてテオフィリン、カテコラミンなどの薬剤やニフェジピン内服中の反射性頻脈によるものがある。

治療
まれな一次性洞性頻脈にはβ遮断薬が有効である。さらに重症の難治性洞房結節リエントリーの場合は、洞房結節部分のアブレーションが有効である。二次性洞性頻脈の場合は、基礎疾患の治療を行う。

146　8. 頻脈性不整脈

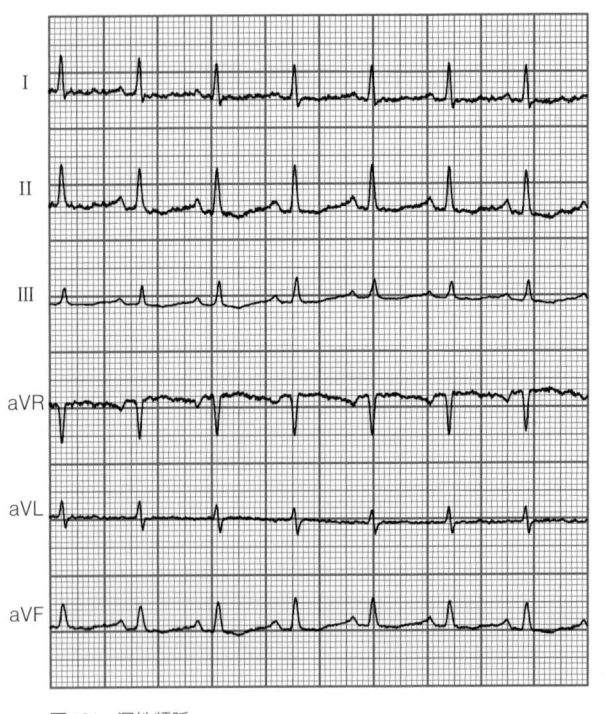

図101　洞性頻脈
Ⅰ、Ⅱ、Ⅲ誘導でP波は陽性。

洞性頻脈 147

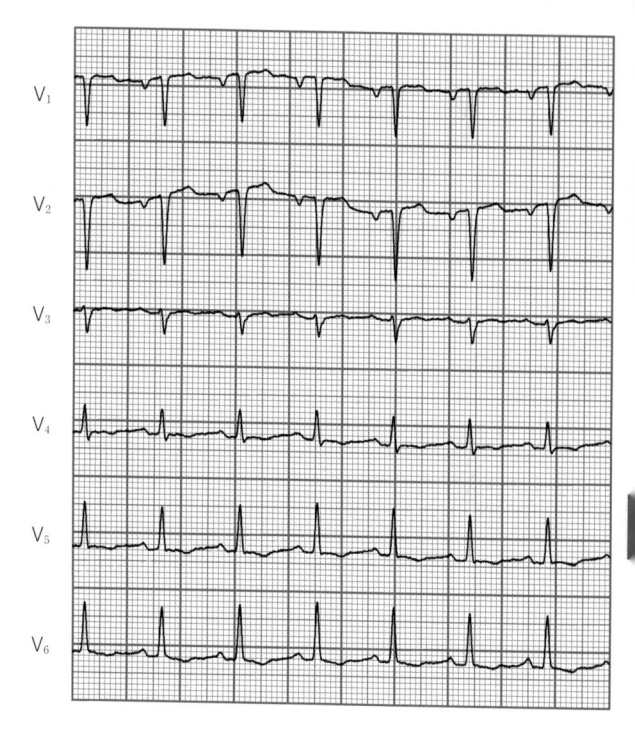

8.3 心房細動

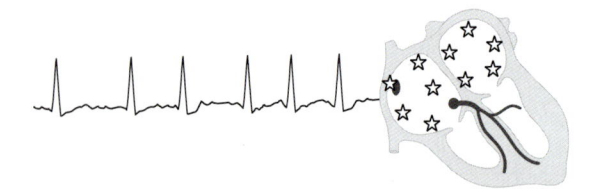

定義
絶対性不整脈を伴い、心房周期＞300/分。心室レートは＞90拍/分(135ページ、徐脈性心室レートを伴う心房細動を参照)。

心電図
P波の欠如と基線の不規則な揺れを認める。一般的にQRS幅は狭い(図106)。QRS幅が広い場合は、以下のような診断を考慮しなければならない。
- 脚ブロック
- 房室伝導の変行伝導
- WPW症候群に伴う心房細動(166ページ)

心房細動の診断は容易なものから困難なものまである。
心室周期(RR間隔)の不規則さが診断の手がかりとなる。

注意：幅広いQRS幅をもつ心室内変行伝導はしばしば心室頻拍と間違われる

治療
図102にプロトコールを示す。

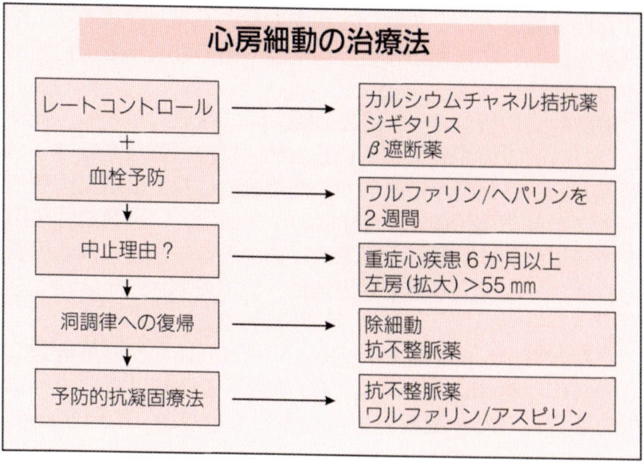

心房細動の治療法

レートコントロール ＋	カルシウムチャネル拮抗薬 ジギタリス β遮断薬
血栓予防	ワルファリン/ヘパリンを2週間
中止理由？	重症心疾患6か月以上 左房（拡大）>55 mm
洞調律への復帰	除細動 抗不整脈薬
予防的抗凝固療法	抗不整脈薬 ワルファリン/アスピリン

図102　心房細動の治療法

1. 心拍数コントロール（レートコントロール）

「速い」心房細動では、心拍数のコントロールが最も重要である。これにはジギタリス、非ジヒドロピリジン系カルシウムチャネル拮抗薬（ベラパミルなど）、β遮断薬を使用する。WPW症候群での心房細動ではジギタリス、カルシウムチャネル拮抗薬、β遮断薬は禁忌である（175ページ、図118）。

2. 抗凝固療法

文献によれば、48時間以上の心房細動持続例では除細動を試みる前にワルファリンあるいはヘパリンによる抗凝固療法が数週間必要だとされている。心房の詳細な画像解析がで

8. 頻脈性不整脈

きる経食道心エコー法は、左房内血栓の有無が評価でき、除細動をただちに行えるか否かを判断するのに有用な場合がある(図103)。

除細動成功後は4～6週間の間、洞調律であっても、依然として心房収縮が低下しているため、抗凝固療法を続ける必要がある。除細動ができなかった場合には長期に抗凝固療法が必要である(図104)。塞栓症のリスクの高い患者では高用量のワルファリンが、心疾患のリスクの低い患者には低用量のワルファリン、もしくはアスピリン100 mg/日が必要となる。

左房に異常を認めない特発性心房細動(孤立性心房細動：lone Af)の患者については、60歳以下であれば抗凝固療法の必要性はなく、高齢者には少量アスピリン(81～100 mg)が有用である。

3. 除細動の禁忌

重度の心疾患を有する患者(心筋梗塞後、重度のうっ血性心筋症、重度の僧帽弁疾患)では、それぞれの症例ごとに除細動の適応を考慮すべきである。しかし、患者によっては除細動の成功率は低く、新たな不整脈を引き起こす可能性は高いことも多い(204ページ、不整脈の誘発を参照)。12か月以上の長期にわたる心房細動持続患者や心房が高度に拡張した患者では、再発率が高い。

4. Conversion

除細動が適用される場合、電気的除細動もしくはクラスⅠ、クラスⅢ群抗不整脈薬投与が行われる。除細動後は再発予防のため抗不整脈薬投与が必要となることが多い。

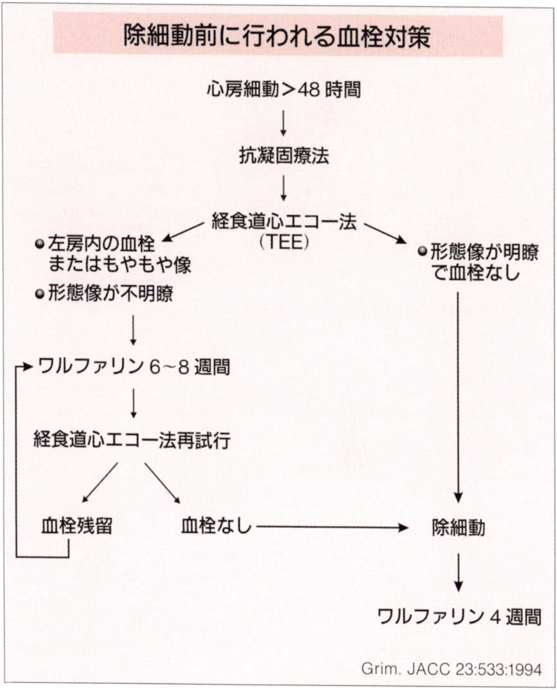

除細動前に行われる血栓対策

心房細動 > 48 時間
↓
抗凝固療法
↓
経食道心エコー法
（TEE）

- 左房内の血栓またはもやもや像
- 形態像が不明瞭

→ ワルファリン 6~8 週間
→ 経食道心エコー法再試行
→ 血栓残留 / 血栓なし

形態像が明瞭で血栓なし

→ 除細動
↓
ワルファリン 4 週間

Grim. JACC 23:533:1994

図103 除細動前に行われる心腔内血栓対策

152 8. 頻脈性不整脈

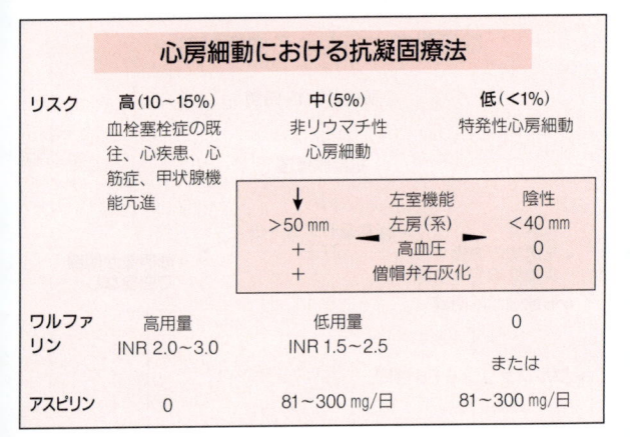

心房細動における抗凝固療法

リスク	高（10～15%）	中（5%）	低（<1%）
	血栓塞栓症の既往、心疾患、心筋症、甲状腺機能亢進	非リウマチ性心房細動	特発性心房細動
		↓　　左室機能 >50 mm ← 左房（系） 　+　　　高血圧 　+　　　僧帽弁石灰化	陰性 <40 mm 0 0
ワルファリン	高用量 INR 2.0～3.0	低用量 INR 1.5～2.5	0 または
アスピリン	0	81～300 mg/日	81～300 mg/日

図104　慢性心房細動での抗凝固療法

心房細動の外来管理における注意点

ハイリスク患者の除外

- 冠動脈疾患患者にクラスI群抗不整脈薬は使用しない
- 抗不整脈薬、利尿薬の高用量の使用は避ける
- 予防的な電解質の補充
- 頻回な心電図記録
- 1~2週後のホルター心電図記録
- 十分な抗凝固療法

図105 心房細動の外来管理における注意点

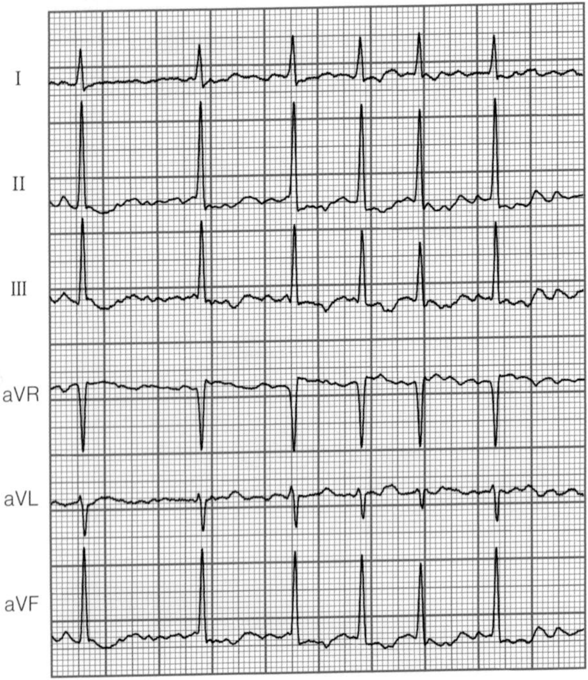

154　8. 頻脈性不整脈

図106 絶対性不整脈を伴う頻脈性心房細動
平均心拍数＞90 拍/分

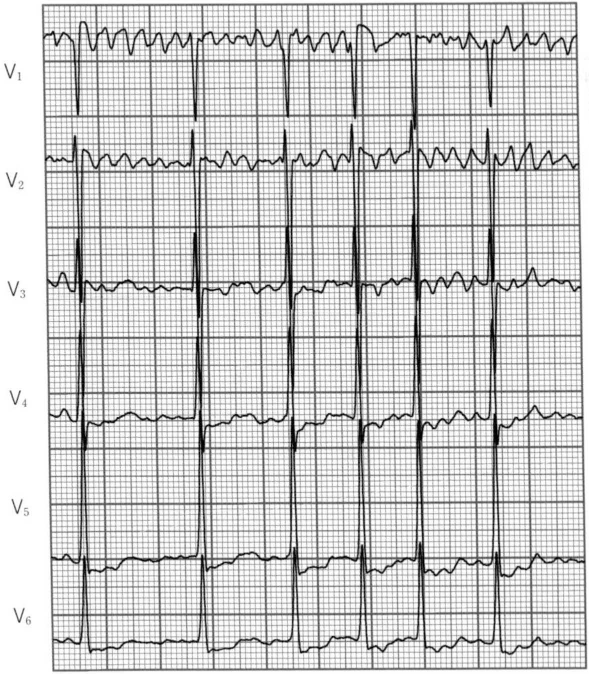

心房細動 155

V₁
V₂
V₃
V₄
V₅
V₆

8.4 心房粗動

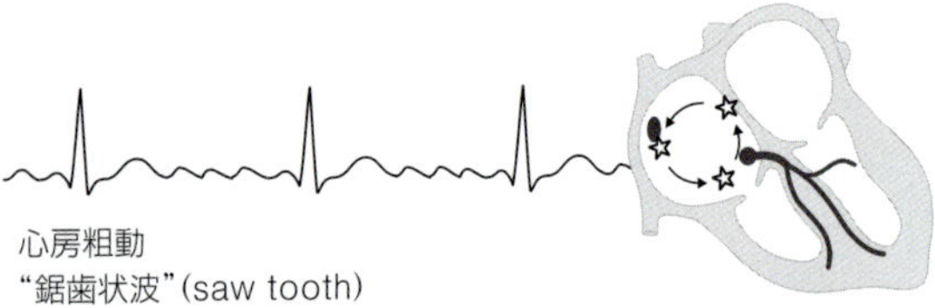

心房粗動
"鋸歯状波" (saw tooth)

定義
心房周期：240〜300回/分

心電図
房室結節を通る規則的あるいは不規則な心室への伝導を伴う鋸歯状のF波（心房粗動波）。2：1伝導は洞性頻脈と間違えやすい（図107）。

診断
2：1伝導の場合には頸動脈洞の圧迫が診断に有効な場合がある（図108と129ページを参照）。心室の伝導遅延によりF波の鋸歯状波がはっきりしてくる。頸動脈洞の圧迫が無効の場合はアデノシン（ATD）10〜20 mg静注が診断に有効な場合がある（図109）。

治療
初期的治療は心房細動の場合と同様である。

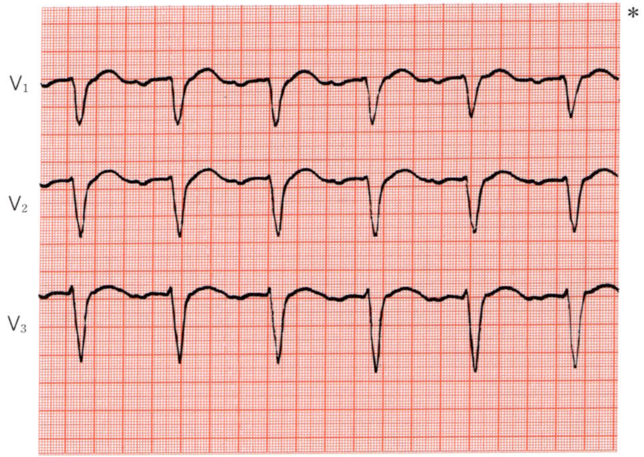

心房粗動 157

*

V₁

V₂

V₃

図107 2:1伝導の心房粗動
QRS間の基線部にF波がみられる。

158　8. 頻脈性不整脈

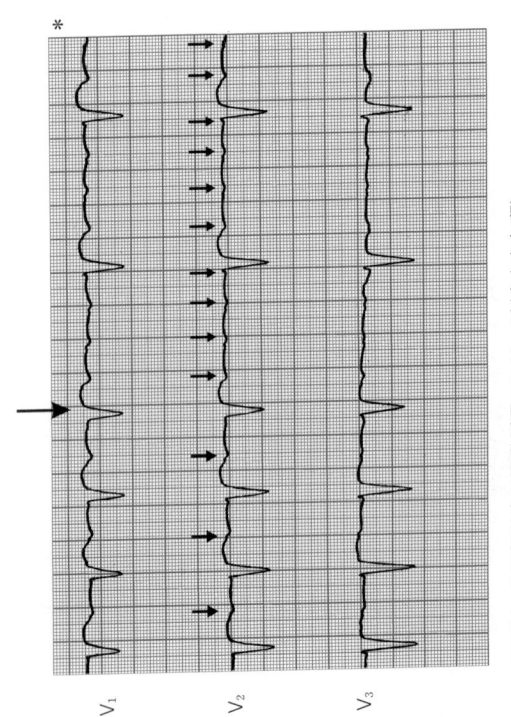

図108 心房粗動中の頸動脈洞マッサージ（大きな矢印）
房室伝導が抑制され本来のF波が前面に出る（小さな矢印）。

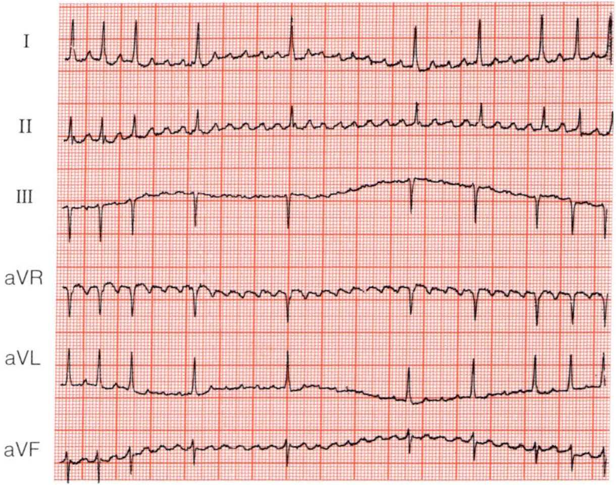

心房粗動 159

図109 心房粗動中のアデノシン（ATP）10 mg 静注
アデノシン静注により一時的な房室ブロックが認められ、この間鋸歯状F波が鮮明にみられる。10秒後に規則的な頻脈リズムに戻った。

8.5 房室結節リエントリー性頻拍

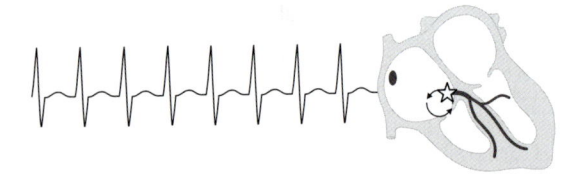

定義
房室結節を中心に遅線維と速線維を旋回するリエントリー性頻拍。

疫学
上室頻拍の一般的な型。発作性上室頻拍の最も一般的な原因。女性に頻度が高い。

病態生理
電気的興奮がループ状に伝導回路に侵入して頻拍が発生する。典型的な房室結節リエントリー性頻拍では、電気的興奮は遅線維から房室結節へ入り、その後速い伝導路を逆行する。非典型的な房室リエントリーでは脱分極波が逆方向に伝導する（図110）。

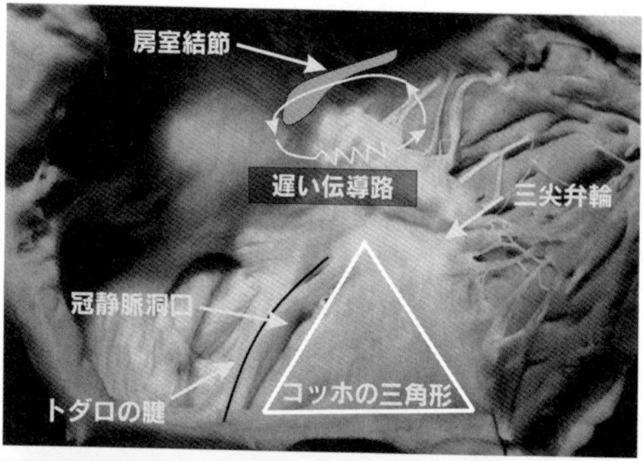

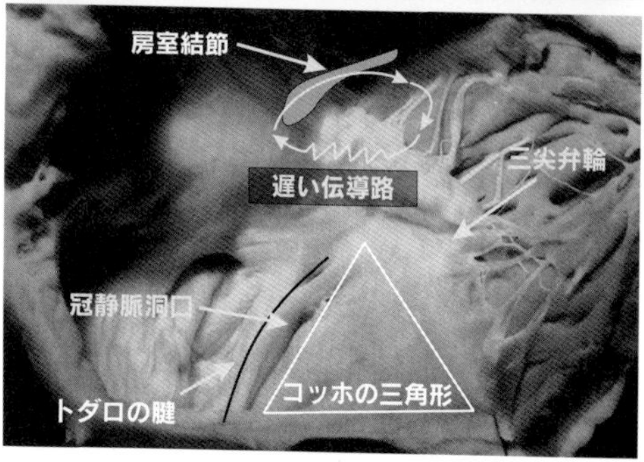

図110 房室結節リエントリー性頻拍
典型例(上)では、房室結節を逆行する反時計方向のリエントリー。
非典型例(下)では、時計方向のリエントリー。

心電図

　幅の狭い QRS 波。P 波は QRS 波内に隠れ、通常、標準誘導心電図では見えない（ST 部分の始めや QRS 波で見られることもある）。房室リエントリーは再分極障害と ST 下降を引き起こすことがある。

治療

　ベラパミルやアデノシン（ATP）静注によく反応する。長時間持続する房室リエントリーの場合、頸動脈洞マッサージや氷水の嚥下などによる迷走神経刺激を行う。迷走神経刺激によっても反応しない場合には、ベラパミルや抗不整脈薬を使用する。根治的治療としては、遅伝導路もしくは速伝導路のカテーテル・アブレーションが有効である。速伝導路の焼灼は、遅伝導路焼灼に比べ、ペースメーカーが必要となる可能性が高くなる。

房室結節リエントリー性頻拍 163

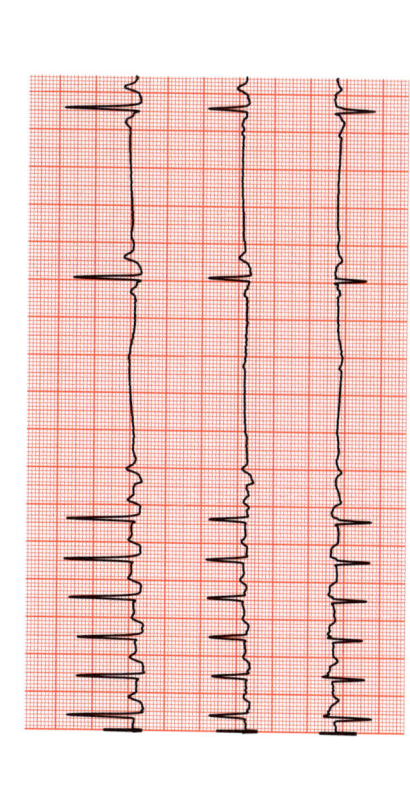

図 111 アデノシン(ATP)10 mg のボーラス静注による房室結節リエントリー性頻拍の停止：数秒で上室頻拍(P 波のない狭い QRS 群)は洞調律へ変わる。

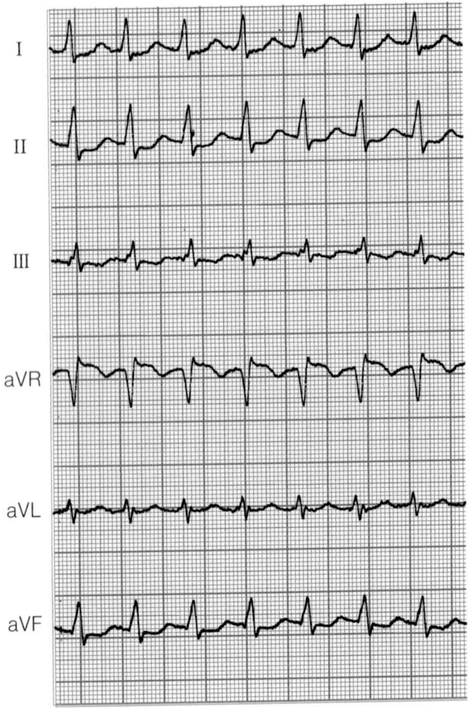

164 8. 頻脈性不整脈

図112　房室接合部頻拍
P波はみられない。V_2〜V_6誘導で頻拍によるST（セグメントの）下降がみられる。QRS幅は、<0.12秒と狭い。

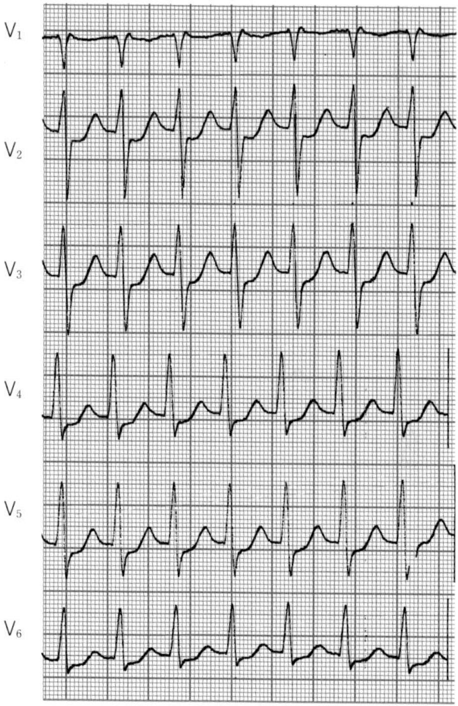

房室結節リエントリー性頻拍 165

8.6 Wolff-Parkinson-White（WPW）症候群

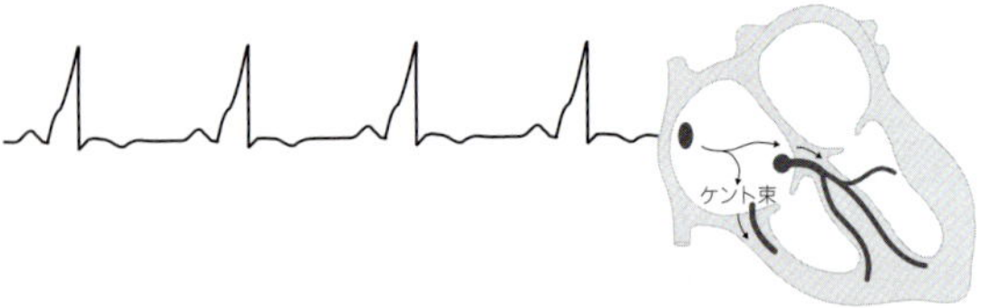

定義

　WPW 症候群は房室の副伝導路（ケント束）を介する心室の早期脱分極（早期興奮）を伴う先天性の症候群である。

病態生理

　ケント束は心房から心室への興奮伝導路である。ケント束を介する心室の脱分極は、房室伝導やヒス束を介するより速く心室に到達する。そのため心室の一部は通常の伝導路により刺激された部分よりも早く脱分極される。心房-心室間のこの異なる 2 つの伝導路によりさまざまな不整脈が引き起こされる。図 113 参照。

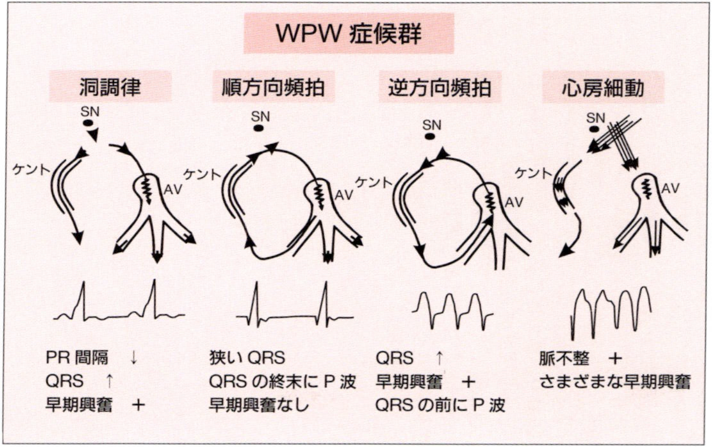

WPW 症候群

WPW 症候群

洞調律
PR 間隔 ↓
QRS ↑
早期興奮 +

順方向頻拍
狭い QRS
QRS の終末に P 波
早期興奮なし

逆方向頻拍
QRS ↑
早期興奮 +
QRS の前に P 波

心房細動
脈不整 +
さまざまな早期興奮

図 113 WPW 症候群の不整脈波形
副伝導路をかいして心房から心室に順行性に伝導する場合は、常に早期興奮が起こる。

8. 頻脈性不整脈

心電図

　WPW症候群で洞調律の場合、心電図では3つの特徴を有する。PR間隔の短縮、デルタ波、そしてQRS幅の延長である。心室の脱分極を起こす最初の変行興奮は、非典型的なQRS波を形成し、そのあとにつづく残りのQRS波は、房室結節を介した通常の伝導により成り立つ。

　洞調律下では、副伝導路伝導を意味するデルタ波がよくみられる(図114)。脱分極の変化により再分極においても障害が生じ、波形に変化がみられる(図115)。一般的に、心房から心室へ副伝導路を通る順行性の伝導がある場合、デルタ波がみられる。潜在性WPW症候群では、逆行性伝導のみが副伝導路を逆行するためデルタ波はみられない。しかし上室頻拍は起こる(図116)。

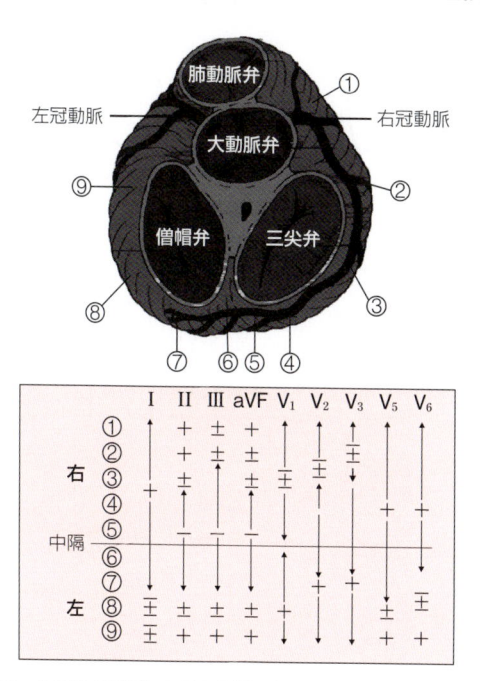

図114 体表面心電図における早期興奮に基づく副伝導路の局在
＋：陽性の早期興奮電位
－：陰性の早期興奮電位

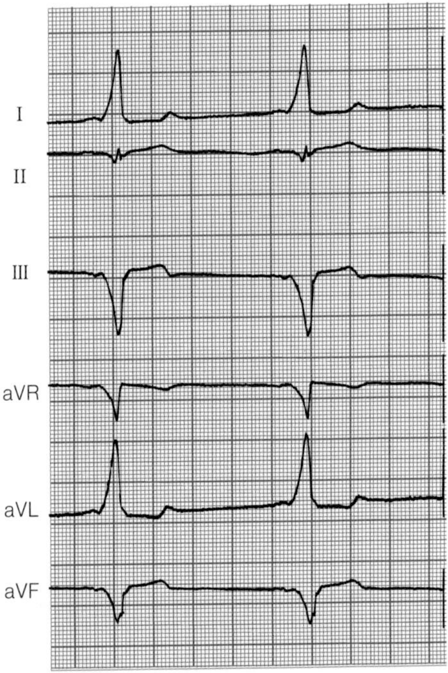

170 8. 頻脈性不整脈

図 115 洞調律時の WPW 症候群：PR 時間は短縮し、QRS 幅は延長し（>0.12 秒）、デルタ波がはっきりとみられる。副伝導路の早期興奮により再分極障害が引き起こされる。

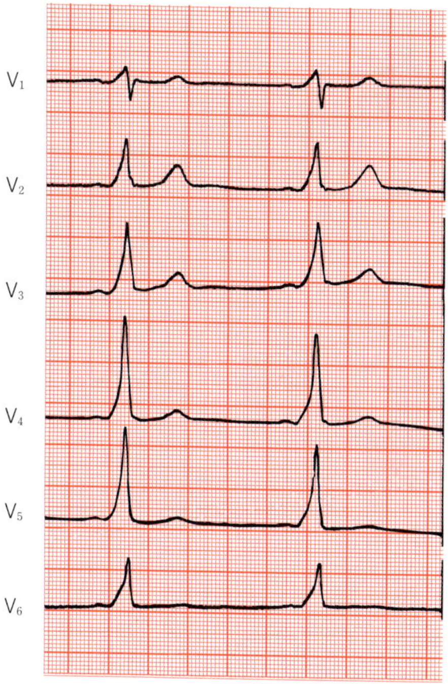

WPW症候群

IIIとaVFにおける陰性のデルタ波は、下壁心筋梗塞時の異常Q波に似ている(紙送りスピード：50 mm/秒)。

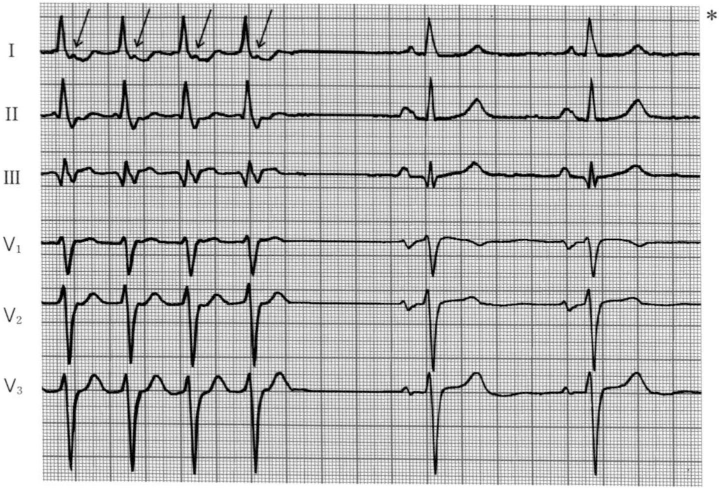

172　8. 頻脈性不整脈

図116 洞調律へ移行するWPW症候群の房室結節順方向性頻拍

頻拍の間はQRS幅は狭く、QRS群の終末部でP波がみられる。アデノシン(ATP)10 mg静注による頻拍の停止。洞調律時には、デルタ波はみられない潜在性WPW症候群。

WPW 症候群

　WPW 症候群においては以下の不整脈が起こる可能性がある(167 ページ、図 113 参照)。

1. 房室結節順方向頻拍

　房室結節を介する順行性の脱分極と、副伝導路を介する逆行性の伝導路を伴う環状の伝導路がある(図 116)。頻拍は狭い心室群を伴う規則的なもので、P 波は初期 ST 成分内の QRS 波終末部にみられる。頻拍が生じている際にはデルタ波は認められない。時に心拍依存性の間欠的脚ブロックが認められることがある。心室レートが遅くなると、副伝導路は脚ブロックと同じ箇所(右側では右脚ブロック)に現れる。

2. 房室結節逆方向頻拍

　この場合、環状の伝導路は逆になる。すなわち副伝導路を介する心室の順行性脱分極と房室結節を介する逆行性脱分極である。逆行性は、WPW 症候群による頻拍の約 15% のみである。心電図ではデルタ波、短い PR 間隔および QRS 幅延長を認める。

3. WPW 症候群における心房細動

　房室結節と副伝導路の間で心室への競合的伝導が行われるため、心房細動である絶対的不整脈(RR 間隔の変動)のデルタ波は変形する(QRS 波形の変化)(図 117)。心房細動は WPW 症候群における不整脈のなかで最も重篤な不整脈であり、心室細動の誘因となる。カルシウムイオンチャネル拮抗薬、ジギタリスやアデノシンのような房室伝導に干渉する薬剤は禁忌である(図 118)。

174 8. 頻脈性不整脈

図 117 WPW 症候群における心房細動
不規則な RR 間隔と QRS 波形を有する絶対的不整脈である。

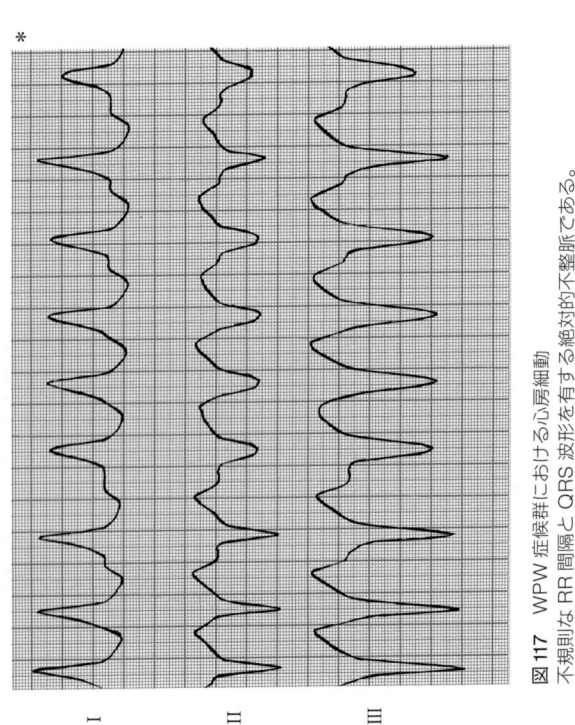

図118 心房細動合併 WPW 症候群におけるベラパミル 5 mg 静注後の心室細動の誘発：カルシウムイオンチャネル拮抗薬、ジギタリス、アデノシンにより房室伝導が遅くなるが、同時に副伝導路では伝導がさらに速くなり超高心拍性となる。

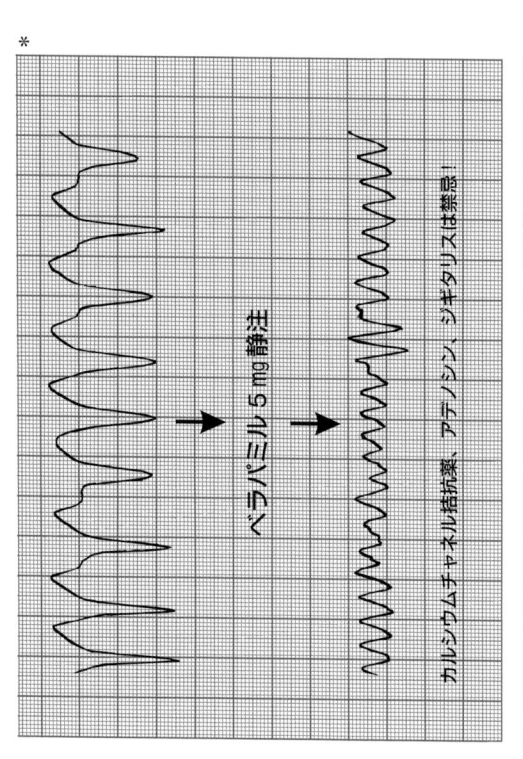

ベラパミル 5 mg 静注

カルシウムチャネル拮抗薬、アデノシン、ジギタリスは禁忌！

8. 頻脈性不整脈

図119に異常伝導路を有する早期興奮症候群(preexcitation syndromes)を要約する。

治療

無症候性のWPW症候群患者は治療の必要はない。発作性上室頻拍は多くの例では、迷走神経刺激によって頻脈を抑制できる。冷水を飲むこと、頸動脈洞マッサージや腹腔内圧迫、強制嘔吐などが有効である。

房室結節順方向頻拍はβ遮断薬やカルシウムイオンチャネル拮抗薬(ベラパミル系)静注によって停止が可能で、緊急の場合はアデノシン(ATP)静注でもよい。これらの薬剤は房室結節においてリエントリーの回路を遮断する(図120)。

副伝導路の順行性伝導を伴う心房細動はクラスIあるいはIIIの抗不整脈薬で治療が可能である。これらの薬剤は副伝導路を遮断する。

最近では、上室頻拍や心房細動が生じたならば副伝導路に対する高周波カテーテル・アブレーションが第1選択となることが多い。妊娠を希望する患者(不整脈悪化の危険、妊娠中の抗不整脈薬の使用禁忌であるため)、WPW症候群による心房細動、薬剤抵抗性の症例などにおいてはとくに効果的である。

WPW症候群 177

異常伝導路

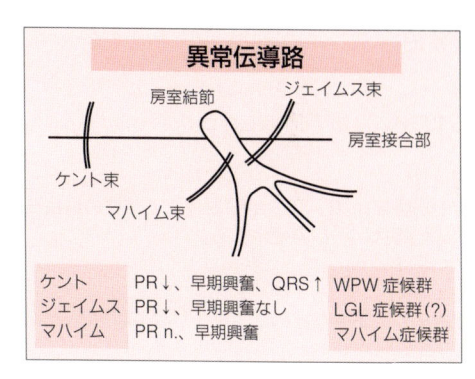

ケント	PR↓、早期興奮、QRS↑	WPW症候群
ジェイムス	PR↓、早期興奮なし	LGL症候群(?)
マハイム	PR n.、早期興奮	マハイム症候群

図119 異常伝導を有する早期興奮症候群の分類

8.7 心房頻拍

定義
毎分100～200拍のP′波を伴う心房頻拍。

心電図
P′波は規則的。II、III、aVF誘導にて陰性の場合もある。心室への伝導はいろいろ変化する。

病因
肺高血圧や心不全などの心疾患がしばしば病因となる。

治療
ベラパミルが有効である可能性が高いが、他の抗不整脈薬の適応もある。心房に対する高周波カテーテル・アブレーションも有効である。

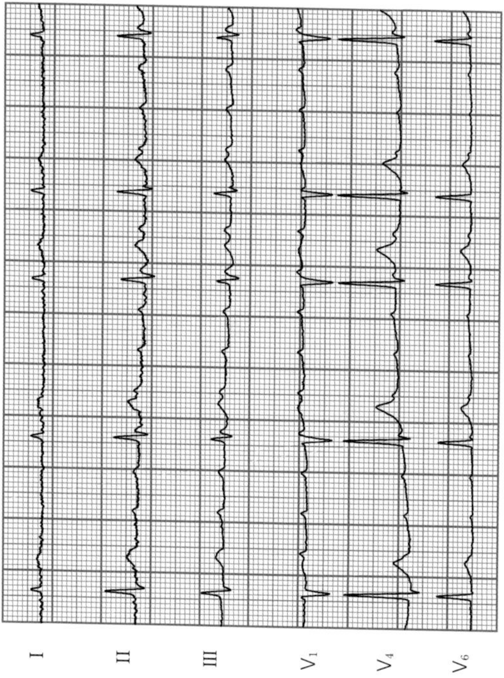

心房頻拍 179

図120 心房頻拍
P'波のレートは約160拍/分で、房室伝導の割合は変化する。

8. 頻脈性不整脈

Memo

8 洞不全症候群

定義
洞結節により生じる発作性の上室頻拍、心房細動。

別称
徐脈頻脈症候群。

心電図
頻脈(心房細動、心房粗動、心房頻脈)と徐脈性不整脈(洞房ブロック、洞性徐脈)がいろいろな形で現れる。房室ブロックが生ずることもある。

病因
炎症、動脈硬化あるいは虚血。

治療
高度の徐脈性の不整脈の治療に対するペースメーカーの植込みと併せて陰性変時薬剤(β遮断薬、カルシウムチャネル拮抗薬、ジギタリス、抗不整脈薬)がしばしば用いられる。

8.9 心房期外収縮（PACs）

定義
心房内の異所性興奮〔洞結節以外〕により引き起こされる心房の期外収縮。

心電図
洞性心拍の QRS とほぼ同一の、幅が広くない QRS 波を有する早期性の収縮。しばしば QRS 波の前に心房性 P′波がある。心房性期外収縮は洞調律を修飾したり、連発することもある。

治療
血行動態的に危険がないことが多い治療は必要としない。ただし甲状腺機能亢進症は例外で、重症の場合は β 遮断薬が適応となる。

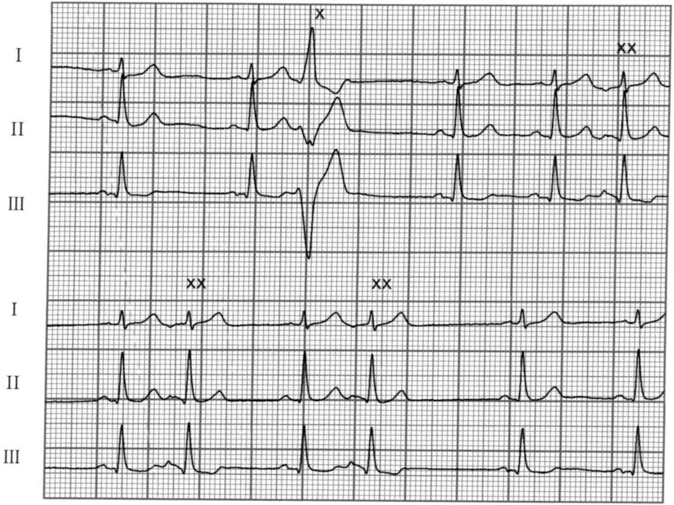

心房期外収縮(PACs) 183

図121 異所性心拍：XX で示された期外収縮は QRS 幅が狭く、洞性心拍の QRS 波とほとんど同じである→心房期外収縮。X は幅広い QRS 波を有する心室期外収縮である。

8.10 心室期外収縮（PVCs）

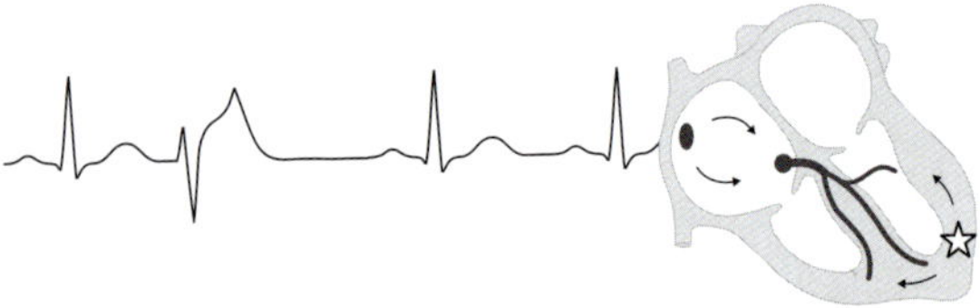

定義
心室の異所性焦点から生じる早期性の脱分極。

心電図/病態生理
幅広く（>0.12秒）、形の変わったQRS波形を有する異所性の心拍。同じ形の(単形性の)異所性心拍は同一の起源(単型)から起こるということを意味する。いろいろな形をした(多形性)異所性心室性期外収縮があれば起源は複数ある。心室性期外収縮が房室結節を逆行伝導することにより洞結節の興奮に取って代われば、その後には代償性の休止期があり、心室性期外収縮は2つの正常な心拍の間に挿入される。

二段脈においては、すべての洞心拍の後に心室性期外収縮が続く（図124）。三段脈においては、すべての2拍の洞心拍の後に心室性期外収縮が続く。異所性心拍は2連発、連発以上、あるいはさらに持続して心室頻拍となることがある（図125）。

R on T現象は、心室期外収縮が前心拍のT波の頂点付近に発生することにより生じる現象である。

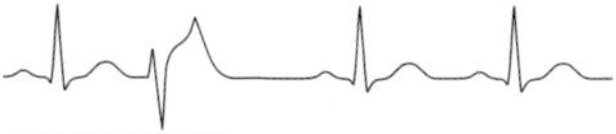

心室期外収縮

心室期外収縮、二段脈

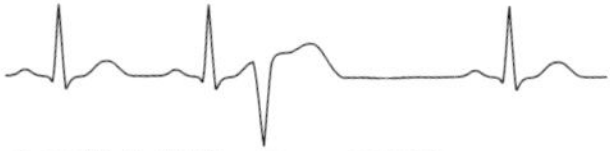

心室期外収縮、R on T 現象

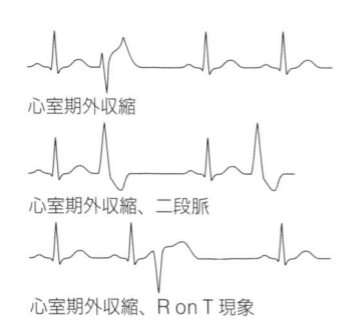

心室期外収縮の Lown 分類

この広く用いられている分類法には異論も多い。なぜならば重症度が上昇しても必ずしも重篤さの高い段階を意味するわけではないからである。たとえば、重篤な多形性心室期外収縮(クラスIII)は、単一の心室性期外収縮2連発(クラスIVa)よりも明らかに血行動態的に問題があり危険でもある。

重症度	説明
段階0	心室性期外収縮なし
段階I	稀な単形性心室期外収縮(<30拍/時)
段階II	高頻度の単形性心室期外収縮(<30拍/時)
段階III	多形性心室期外収縮
段階IVa	2連発(2つの連続する心室期外収縮)
段階IVb	連発(3つ以上の連続する心室期外収縮)または心室頻拍
段階V	先行心拍のT波の頂上域に生じた心室期外収縮(R on T 現象)

図122 Lown 分類

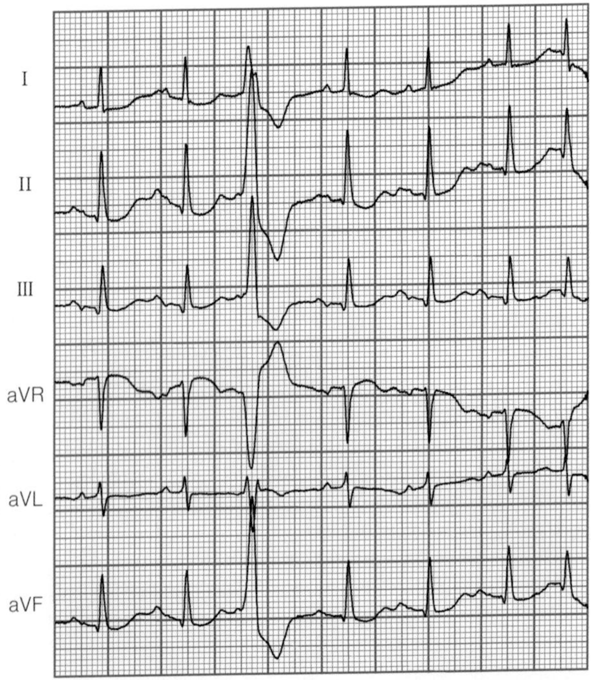

186　8. 頻脈性不整脈

図123　心室期外収縮
異所性心拍は脚ブロック様の形をしており代償性休止期があとに続く。

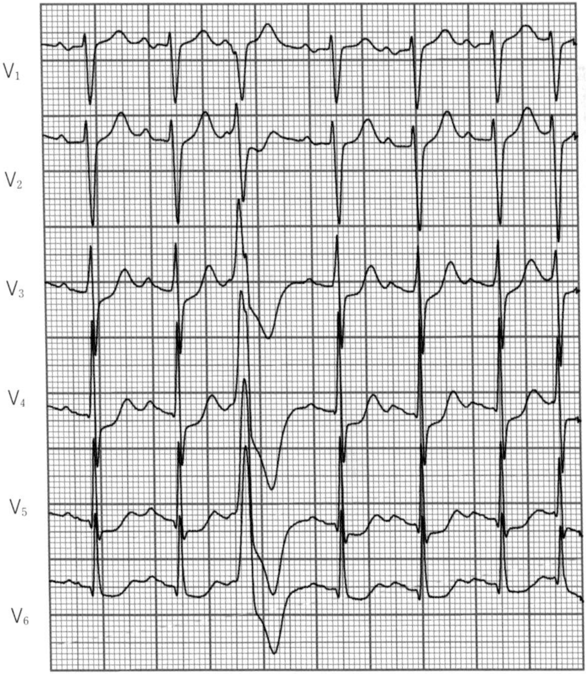

心室期外収縮（PVCs） 187

8. 頻脈性不整脈

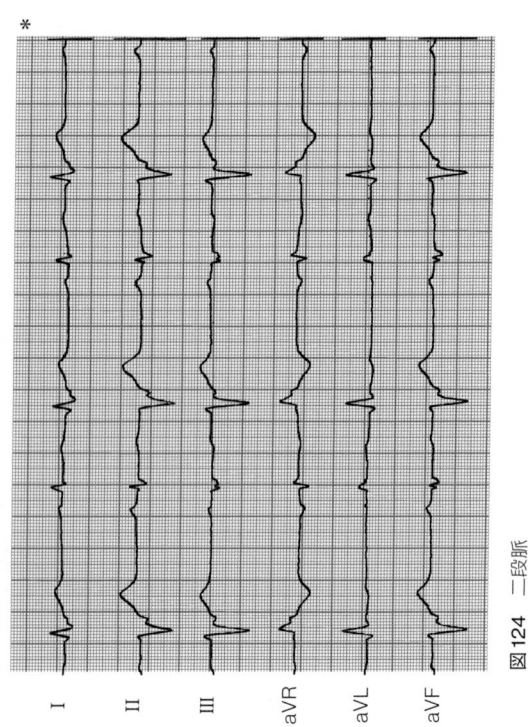

図124 二段脈
正常なすべての洞性心拍の QRS の後に心室期外収縮が生じる。

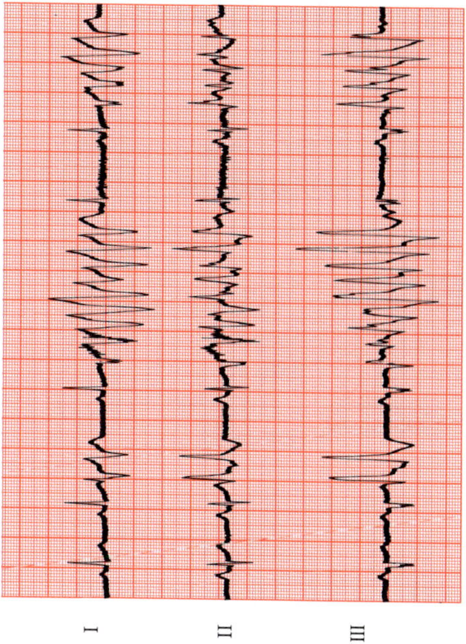

心室期外収縮（PVCs） 189

図125 連発した心室期外収縮
左は2連発で多形性の9連発がそれに続いている。患者は心筋梗塞の後で、この連発時は無症候性であった。

8. 頻脈性不整脈

治療

基礎心疾患を有する場合、頻発性の心室期外収縮は持続性心室頻拍や心室細動の危険性が高いことを示唆する。しかしながら抗不整脈薬は予後を改善しないばかりか、むしろ悪化させるとの研究報告がある(CAST STUDY)。

治療を図126に示す。

心室期外収縮の治療

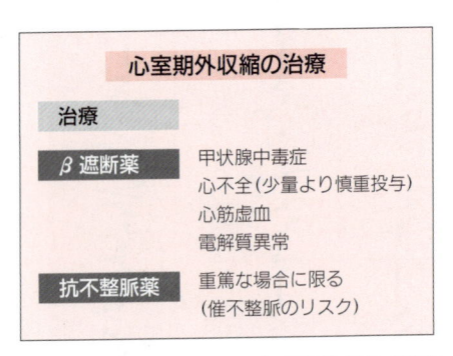

治療	
β遮断薬	甲状腺中毒症 心不全(少量より慎重投与) 心筋虚血 電解質異常
抗不整脈薬	重篤な場合に限る (催不整脈のリスク)

図126 心室期外収縮(および心房期外収縮)の治療

.11 持続性心室頻拍

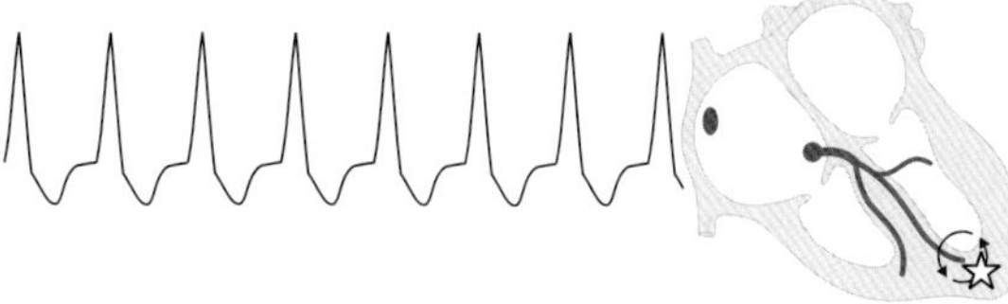

定義
心室起源で 30 秒以上持続する頻拍。

心電図
>90 拍/分の幅広い QRS 波形。心室性期外収縮には、単形のもの(単形性心室頻拍、**図127、128**)、異なる形から成るもの(多形性心室頻拍)、あるいは極性の変化するもの〔torsade de pointes (TdP):しばしば抗不整脈薬により誘発される〕がある。

注意
心室頻拍は致死性の場合が少なくなく、とくに血行動態が悪化している場合は CCU における経過観察や治療が必要。

192　8. 頻脈性不整脈

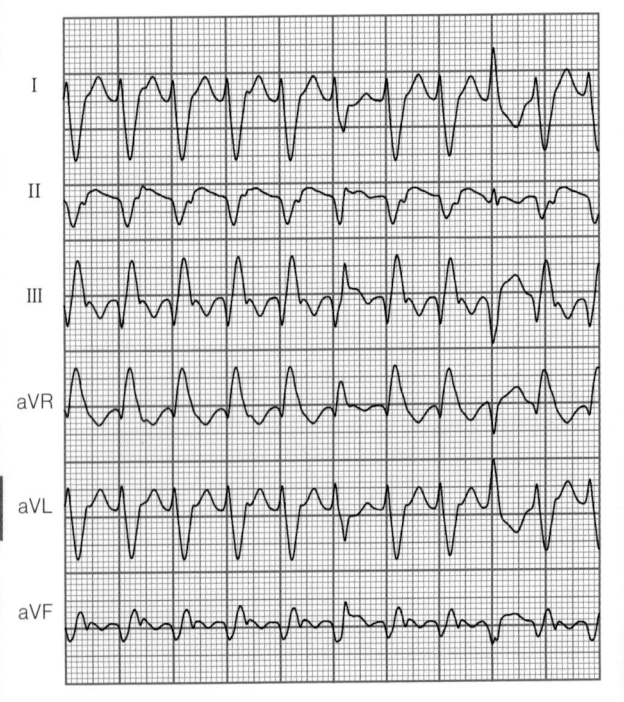

図127　持続性心室頻拍
心拍数は150拍/分であり、異所性起源は左室である。QRS波は幅広く右脚ブロック様の形をしている。

持続性心室頻拍 193

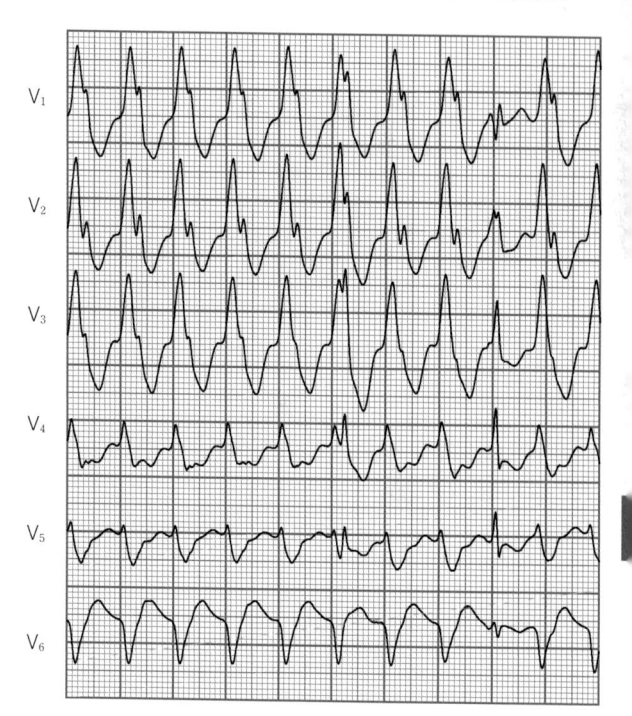

V₁

V₂

V₃

V₄

V₅

V₆

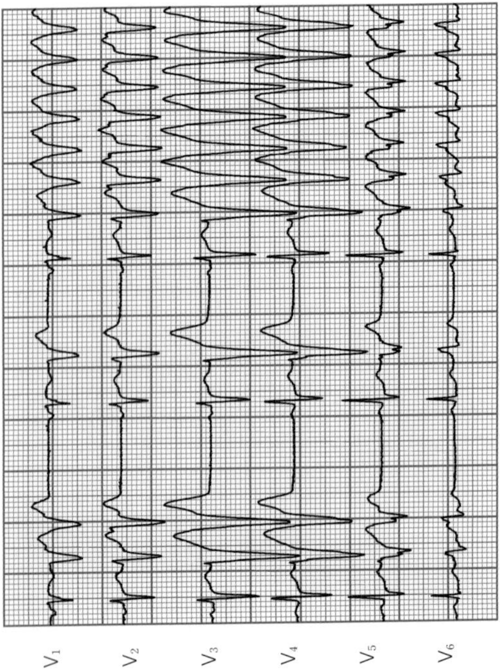

8. 頻脈性不整脈

図128 初めの2連発と単発の心室期外収縮がみられ、その後左脚ブロック様の形をした（右室起源）単形性持続性心室頻拍が生じている。

治療

緊急時のガイドラインを図131に示す。

診断や抗不整脈治療を始めるにはプログラム心室刺激が有用である。この場合、右室に置いた電極カテーテルにより刺激を加える(図129)。

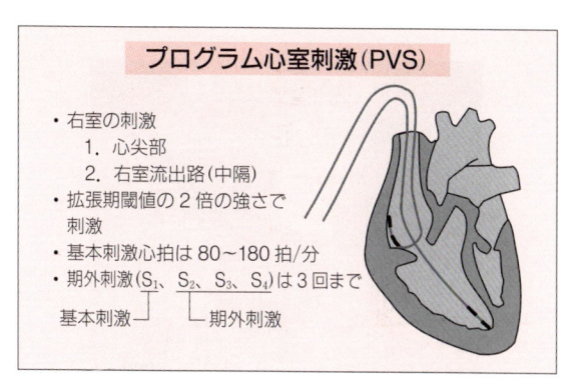

プログラム心室刺激(PVS)

- 右室の刺激
  1. 心尖部
  2. 右室流出路(中隔)
- 拡張期閾値の2倍の強さで刺激
- 基本刺激心拍は80〜180拍/分
- 期外刺激(S_1、S_2、S_3、S_4)は3回まで

基本刺激 ―― S_1
期外刺激 ―― S_2、S_3、S_4

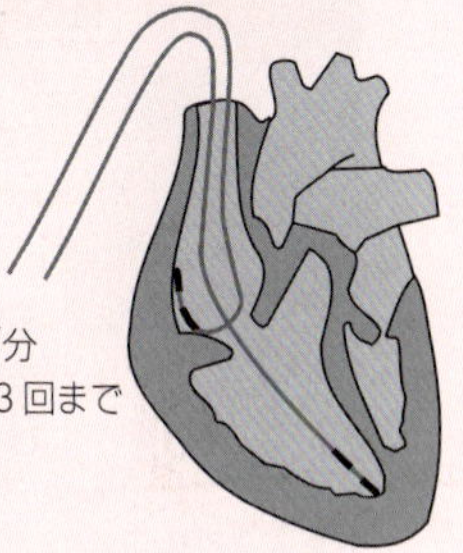

図129 プログラム心室刺激(PVS)

基本刺激(S_1)に引き続き心室頻拍を誘発する可能性のある期外刺激(S_2、S_3、S_4)を行う(図132)。誘発された心室頻拍が心室オーバードライブ刺激により停止(図133)しない場合は、電気的除細動が必要となる。その後、患者には抗不整脈薬を数日間投与し、プログラム心室刺激を再度行う。心室頻拍が誘発されなければ、この薬剤内服投与で良好な予後が認められる。

8. 頻脈性不整脈

心室頻拍が薬剤投与にもかかわらず誘発される場合は、植込み型除細動器(ICD)を考慮する(図130)。ICDは心拍をモニターし、持続性心室頻拍を生じると自動的に心室オーバードライブ刺激を行う。その上で、これらの方法で効果がなければ心臓へ電気DCショックを与える。

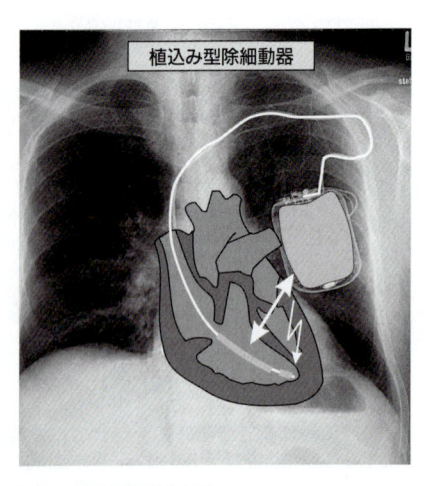

図130　植込み型除細動器(ICD)
この特殊な除細動器は心拍をモニターし、心室頻拍あるいは心室細動が生じた場合、自動的に電極を介して心筋に電気ショックを与える。

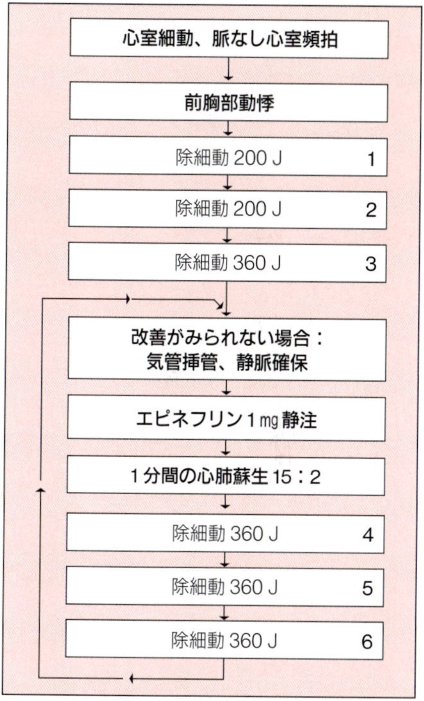

持続性心室頻拍 197

```
┌─────────────────────────┐
│  心室細動、脈なし心室頻拍  │
└─────────────────────────┘
            ↓
┌─────────────────────────┐
│       前胸部動悸         │
└─────────────────────────┘
            ↓
┌─────────────────────┬───┐
│    除細動 200 J      │ 1 │
└─────────────────────┴───┘
            ↓
┌─────────────────────┬───┐
│    除細動 200 J      │ 2 │
└─────────────────────┴───┘
            ↓
┌─────────────────────┬───┐
│    除細動 360 J      │ 3 │
└─────────────────────┴───┘
            ↓
┌─────────────────────────┐
│   改善がみられない場合：  │
│    気管挿管、静脈確保    │
└─────────────────────────┘
            ↓
┌─────────────────────────┐
│   エピネフリン 1 mg 静注  │
└─────────────────────────┘
            ↓
┌─────────────────────────┐
│  1分間の心肺蘇生 15：2   │
└─────────────────────────┘
            ↓
┌─────────────────────┬───┐
│    除細動 360 J      │ 4 │
└─────────────────────┴───┘
            ↓
┌─────────────────────┬───┐
│    除細動 360 J      │ 5 │
└─────────────────────┴───┘
            ↓
┌─────────────────────┬───┐
│    除細動 360 J      │ 6 │
└─────────────────────┴───┘
```

図131 心室頻拍/細動における緊急時のガイドライン（アルゴリズム）
洞調律へ戻すための手段はすべて一般的な心肺蘇生のガイドラインに従わなければならない。

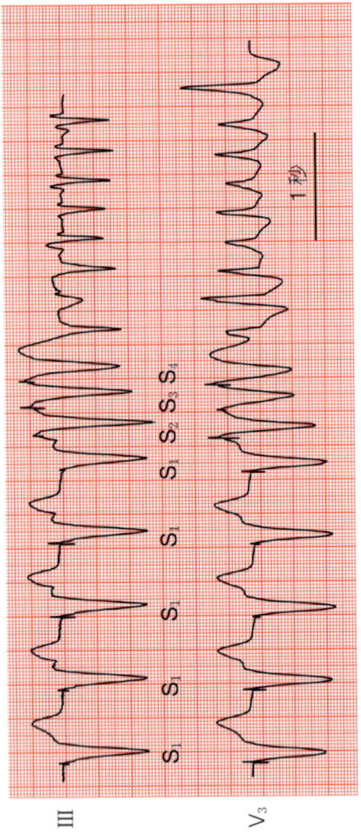

198　8. 頻脈性不整脈

図132 心室刺激による持続性心室頻拍の誘発
基本刺激(S_1)に心室頻拍を誘発する3つの期外インパルス(S_2, S_3, S_4)を与える。

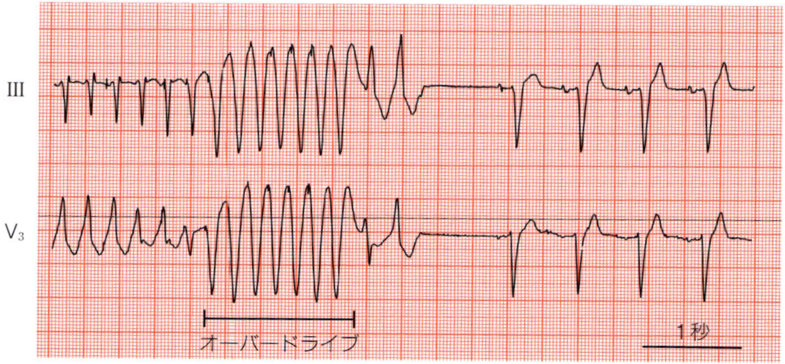

図133 心室オーバードライブ刺激による心室頻拍の停止

心室頻拍(オーバードライブペーシング)よりも早いレートの心室刺激によって、頻脈を停止することが可能である。しかし心室細動を誘発する潜在的リスクを伴う。

8.12 心室細動

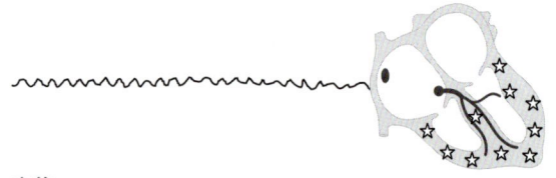

定義
複数のリエントリー回路からの無秩序の心室の電気的興奮（図134）で、血行動態は虚脱に陥る。
心臓突然死：発症後1時間以内の予測が不可能な死亡（図135）。

原因
心室細動の最大の原因は心筋性梗塞による急性虚血である（図134）。心臓突然死の最大の原因は心拍数の速い心室頻拍と心室細動である。

予後
心室細動から回復した患者は心筋梗塞でなくてもCCUで治療する必要がある。心室刺激でコントロールしても、その予知判定の価値は単形性心室頻拍よりも低い。

治療
心室細動の緊急治療は電気的除細動である。再発が予知される場合は、植込み型除細動器が必要となる（図130）。

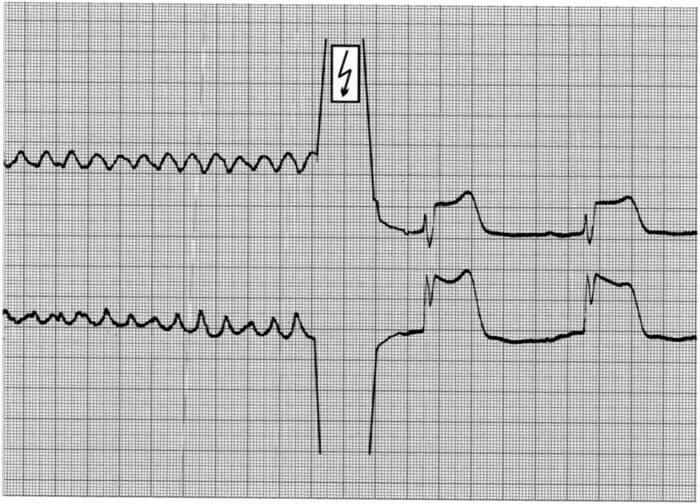

心室細動 201

図134 除細動によって洞調律に戻った心室細動
ST 上昇は心室細動の原因となった急性心筋梗塞を示唆する。

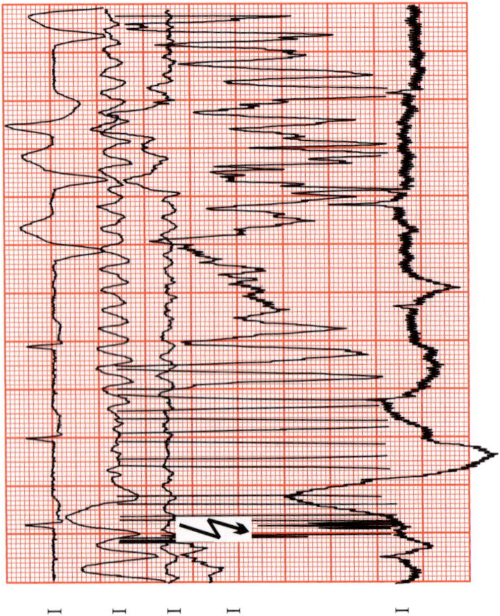

202　8. 頻脈性不整脈

図135　除細動が成功し、心臓性突然死を回避した後のホルター心電図モニター：洞調律が心室頻拍へ変わり、直後に心室細動へと移行している。

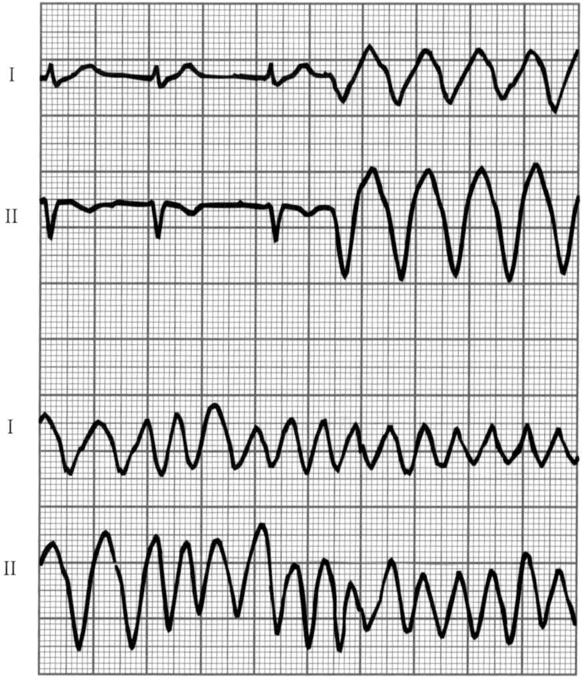

心室細動 203

図136 ホルター心電図
心室頻拍が心室細動へ移行している。

8.13 催不整脈作用

定義

抗不整脈薬による既存不整脈の増悪または新たな不整脈の出現。

分類

催不整脈作用の分類を図137に示す。催不整脈作用としてトルサード・ポアン torsade de pointes (TdP) が問題の1つで、かつ危険である (図138)。TdPはしばしば心拍の"速-遅-速"に続いた徐脈から生ずる。

抗不整脈薬による催不整脈作用

以下の新たな不整脈の出現
- 心室期外収縮
- ショートラン型心室頻拍 (反復性心室頻拍)
- 持続性心室頻拍
- Torsade de pointes (TdP)
- 心室細動

既存の不整脈の増悪
- ホルター心電図における期外収縮の増加
  (心室性期外収縮/時)
  - 10〜 50拍×10
  - 51〜100拍× 5
  - 101〜300拍× 4
  - \>300拍× 3
- ショートラン型心室頻拍×10
- 持続性心室頻拍
- 除細動による心室頻拍の停止不能

図137　催不整脈作用の定義と分類

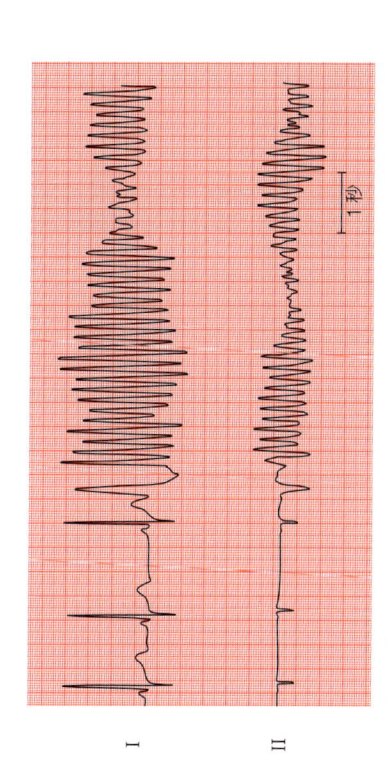

図138 抗不整脈薬治療に引き続き生じた torsade de pointes(TdP)

心室性期外収縮がトリガーとなり、極性の変化を伴う QRS 波を伴う多形性心室頻拍の発生をみる。

8. 頻脈性不整脈

誘因

torsade de pointes の誘因は心拍遅延依存性の QT 間隔延長に伴う二次性"QT 延長症候群"(図 139、140、図 144(213 ページ))。

予防

すべての抗不整脈薬は催不整脈作用を誘発する可能性があり、とくに外来患者への使用には注意を払う必要がある。

抗不整脈薬を投与するにあたって最も重要な点は、洞調律へ戻る可能性が低く、危険な不整脈を有するハイリスクの患者を除外することである。すなわち、僧帽弁疾患、重度の冠動脈疾患、重度のうっ血性心筋症、左房径＞55 ㎜、6 か月以上心房細動が続いている患者などである。

抗不整脈薬投与を開始して 14 日後と、用量調節のたびにホルター心電図を施行すべきである(図 141)。

抗不整脈薬の大量投与はむろん、電解質バランスに影響を与える可能性のある利尿薬の使用も避けるべきである。

治療の初期段階では補正 QT 間隔(QTC)を計測するため、頻回に心電図をとる必要がある(153 ページ、図 105)。

催不整脈作用 **207**

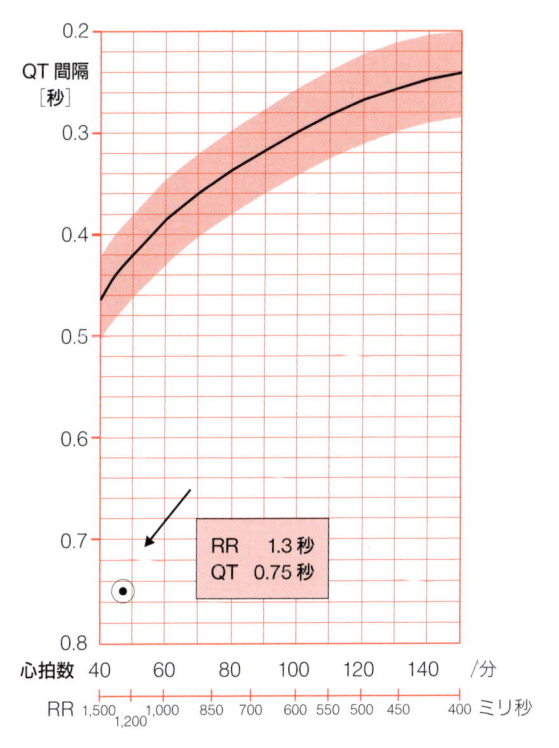

図139 図140 に対する補正 QT 間隔(QTc)

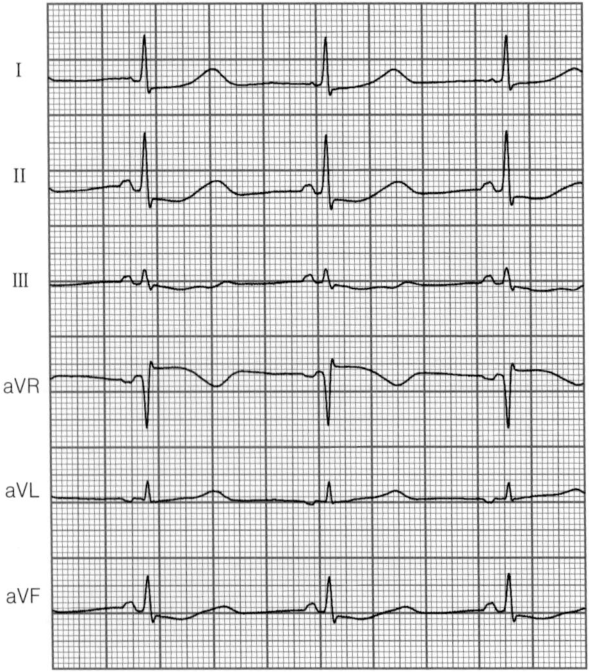

208　8. 頻脈性不整脈

図140　抗不整脈薬による二次性 QT 延長症候群
QT 間隔は 0.75 秒、心拍数は＞46 拍/分、QTc＝0.66 秒である。

催不整脈作用 209

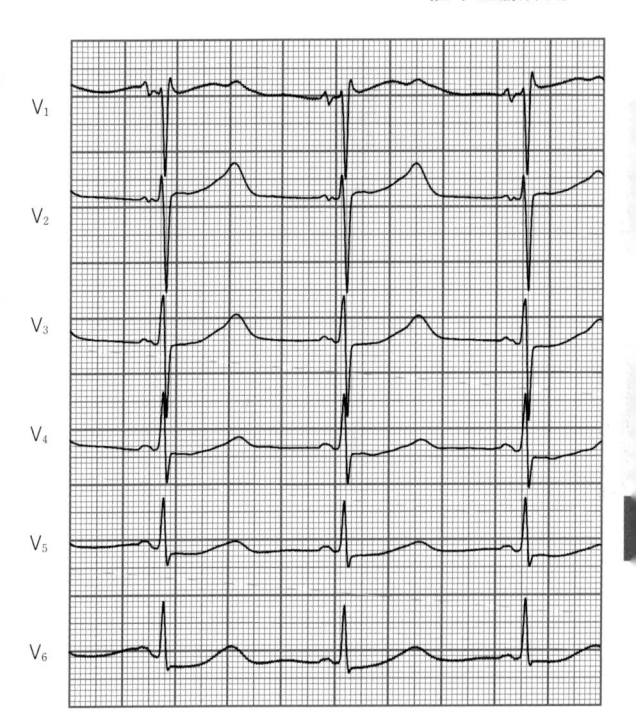

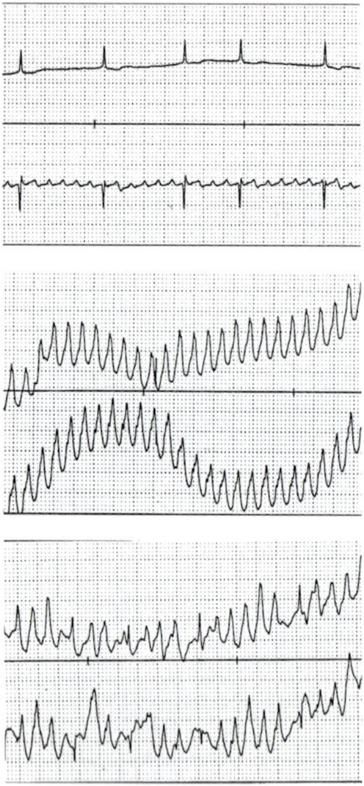

8. 頻脈性不整脈

図141 フレカイニド治療(100 mg・1日3回)による間欠的心房粗動を伴う催不整脈作用

心房粗動、不規則な伝導(上段)ならびに10秒以下の心室粗動(中、下段)が、ホルター心電図で認められた。

治療

図142 に急性期の治療のガイドラインを示す。

催不整脈作用：Torsade de pointes の治療

- 抗不整脈薬を使用しない
- マグネシウム輸液　1〜2 g 静注
- カリウムイオンを高いレベルへ滴定する（5 mM）
- 病院へ照会する
- 100 拍/分で一時的にペーシングする

図142　催不整脈作用：torsade de pointes（TdP）の治療

Torsade de pointes のマグネシウム治療

硫酸マグネシウム　2 g ボーラス/2 分（≈16.2 mval）

部分的成功　　10 分後に再施行
　　　　　　　2〜10mg/分（硫酸マグネシウム）

効果がない場合　100 拍/分にてペーシング
　　　　　　　　イソプロテレノール　1〜5 μg/分

Keren, Cardiovasc Drugs 1991; 5: 509

図143　Torsade de pointes 頻拍における高用量マグネシウム治療
効果はあるが QTc 間隔は変化しない。

8.14 QT 延長症候群

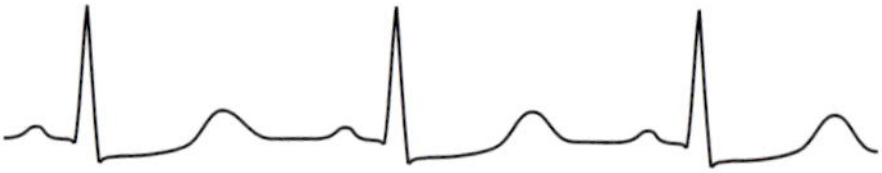

定義
補正 QT 間隔(QTc)の異常な延長により、重症心室性不整脈(多形性心室頻拍、TdP)をもたらす。

病因
QT 間隔の延長は、不整脈を引き起こす再分極異常を意味する。

一次性 QT 延長症候群は先天性である(難聴を伴わない Jervell and Lange-Nielsen 症候群、難聴を伴う Romano-Ward 症候群)。心臓突然死や失神の家族歴を有することが多い。

二次性 QT 延長症候群は抗不整脈薬治療、三環系抗うつ薬、エリスロマイシンなどの抗生物質の使用に伴い発現する。QTc>0.46 秒の延長は催不整脈作用のリスクを示唆する(208 ページ、図 140 参照)。

診断
QT 間隔の延長はノモグラムあるいはバゼット(Bazzett)の式を使って計算できる。

治療
一次性 QT 延長症候群は、高用量の β 遮断薬、外科的治

QT延長症候群 213

療による心臓交感神経支配の調節、あるいは症候性の場合は植込み型除細動器(ICD)によって治療できる。

最も重要なことは、二次性催不整脈作用の場合は、原因となる薬剤をすべて中止すべきということである。204ページの催不整脈作用も参照のこと。

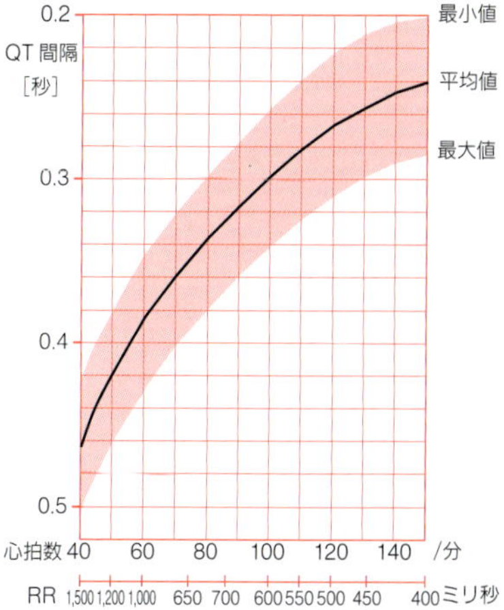

$$QT_c = \frac{QT[秒]}{\sqrt{RR[秒]}}$$

Bazzettの式 (n=0.40〜0.44)

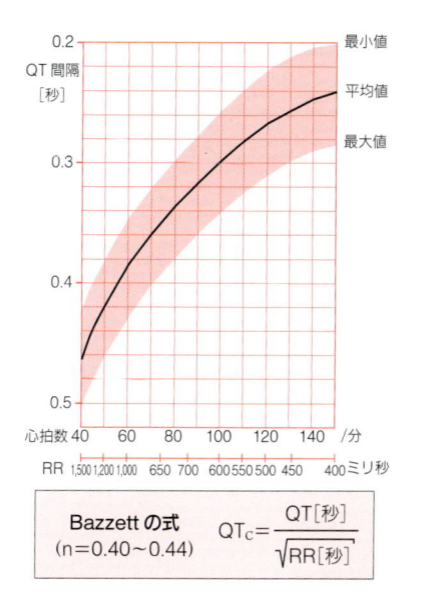

図144 補正QT間隔(QTc)：ノモグラム、Bazzettの式

8. 頻脈性不整脈

Memo

9. 心膜炎、心筋症

9.1 急性心膜炎

病態生理
心膜の炎症が心外膜下の心筋障害を引き起こし ST が上昇する。

心電図
一般的には S 波から始まる ST 上昇。時にその心電図を心筋梗塞と見誤ることがある(図145)。

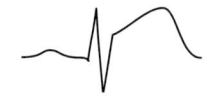

診断
心膜炎の所見。
- 側誘導の ST 下降を伴わない
- 前壁と後壁で同時に起こる ST 上昇
- 心電図変化が数日間持続する
- 心膜摩擦音の聴取(心膜液貯留では聴取せず)
- 炎症所見(CRP 上昇、赤沈亢進、白血球増多、発熱)
- ニトログリセリン無効の胸痛

最後の 3 所見では心筋梗塞を除外できない(88 ページ)。疑わしい場合は心臓カテーテル検査が必要となる。

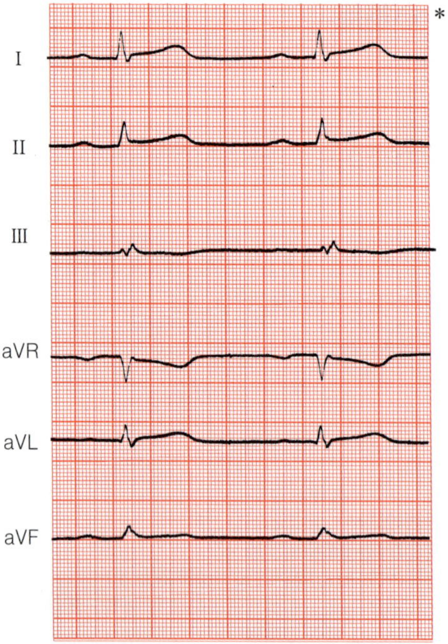

9. 心膜炎、心筋症

図 145　急性心膜炎
前壁（Ⅰ、V_2〜V_6）から下壁（Ⅱ、aVF）にかけての誘導でS波から始まるST上昇を認める。

急性心膜炎 217

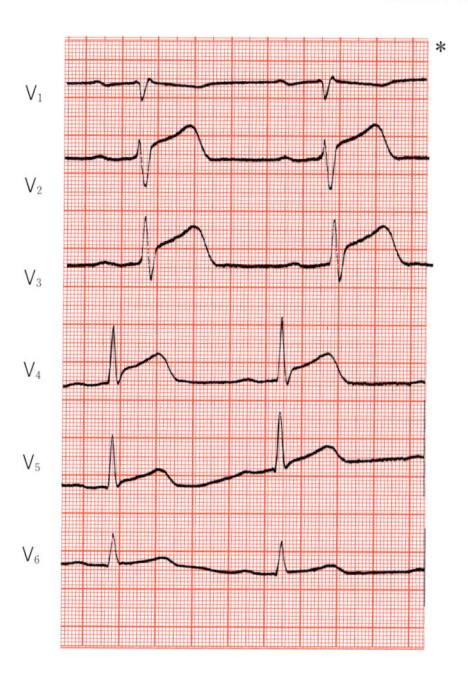

V₁

V₂

V₃

V₄

V₅

V₆

9. 心膜炎、心筋症

Memo

9.2 低電位 QRS 波

定義
末梢性の低電位 QRS 波：Ⅰ、Ⅱ、Ⅲ誘導で QRS の振幅が<0.5 mV（図146）。

中枢性の低電位 QRS 波：Ⅰ、Ⅱ、Ⅲ誘導で QRS の振幅が<0.5 mV かつ前胸部誘導で<0.7 mV（図147）。

病態生理
末梢性の低電位 QRS 波：とくに肺気腫、心電図電極の接着不良や肥満。

中枢性の低電位 QRS 波：たとえば心膜液などの心臓周囲部の電気伝搬の不良に起因する。心タンポナーデは心電図では確定診断できないが、心膜液が原因となる典型的な血行動態の変化が、心原性ショック〔頻脈、低血圧、頸静脈圧上昇に伴う CVP（中心静脈圧）高値〕を引き起こすことで判断できる。

診断
心エコー検査は心膜液の診断に最も有用である。

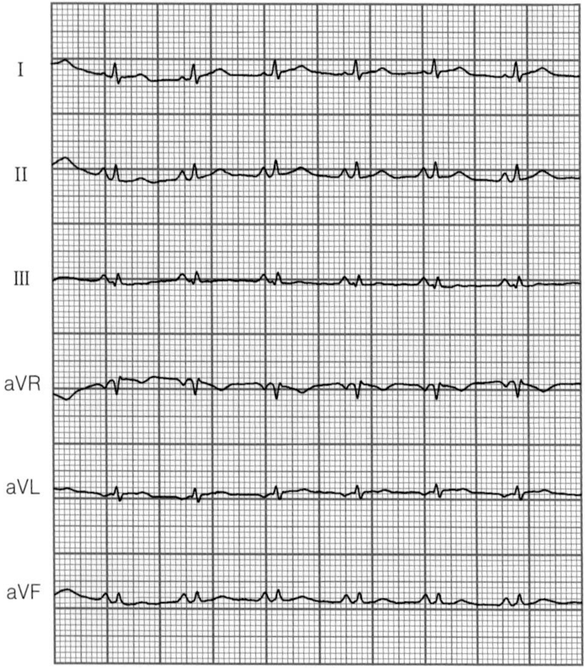

9. 心膜炎、心筋症

図146 末梢性の低電位 QRS 波
四肢誘導における QRS の振幅は<0.5 mV だが前胸部誘導では正常範囲である。この症例は高度肺気腫例である。

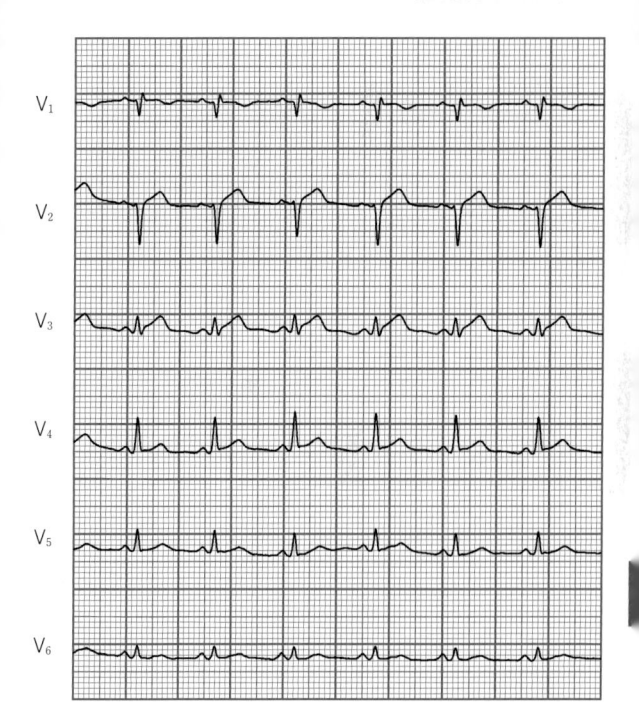

低電位 QRS 波 221

V₁

V₂

V₃

V₄

V₅

V₆

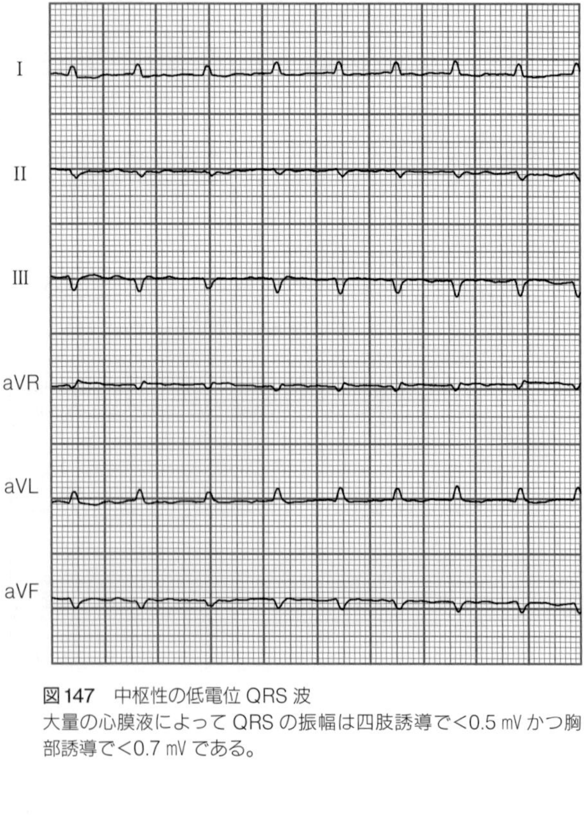

222 9. 心膜炎、心筋症

図147 中枢性の低電位 QRS 波
大量の心膜液によって QRS の振幅は四肢誘導で<0.5 mV かつ胸部誘導で<0.7 mV である。

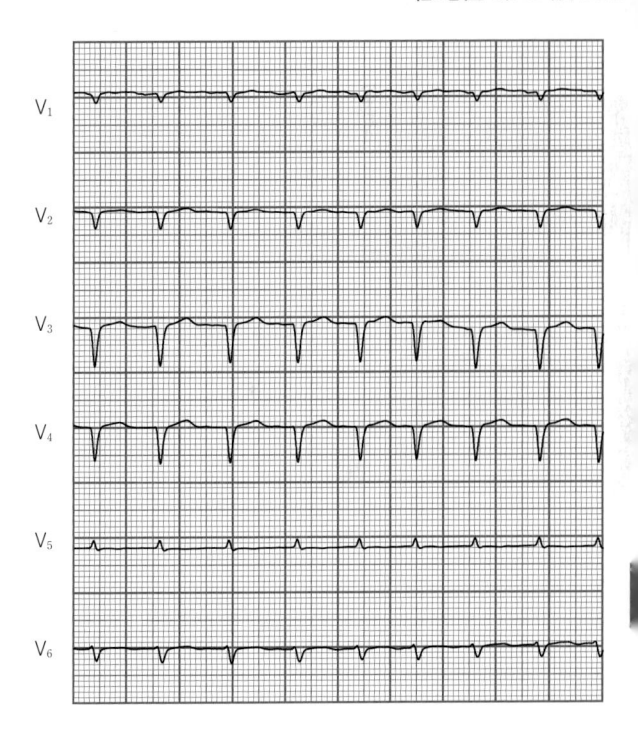

低電位 QRS 波 **223**

9. 心膜炎、心筋症

9.3 拡張型心筋症

定義
左室腔拡張の進行と心室壁の菲薄化、臨床的には心不全の徴候がある。

原因
長年続いている高血圧、慢性心筋炎、特発性拡張型心筋症（DCM）、大動脈弁逆流のような左室過負荷を伴う心臓弁膜症では上記"定義"のような所見がみられる。重症の冠動脈心疾患による虚血性心筋症でも同様の所見がある。

心電図
DCM には特徴的な心電図所見はない。心電図では非特異的な再分極障害、脚ブロック様の変化や不整脈（心室性期外収縮、心房細動、図 148）を認める。

虚血性心筋症では陳旧性心筋梗塞（88〜105 ページ）の所見が認められることがある。

確定診断のための検査
心エコー検査で心臓の大きさや形状、心機能を評価できる。基礎疾患の診断には心臓カテーテル検査が必要となることがある。

.4 肥大型心筋症

定義
肥大型心筋症(HCM)には閉塞性肥大型心筋症(HOCM)、非閉塞性肥大型心筋症(HNCM)、心尖部肥大型心筋症(apical HCM)がある。臨床的にはHOCMが最も問題となる。

閉塞性肥大型心筋症：進行性の心筋肥厚で基本的に左室心筋が肥厚し、左室が侵され、左室の拡張期充満が減少する。心室中隔の極度の肥厚は左室の流出路を塞ぐ可能性がある。

心電図
左室肥大の所見(30ページ)。典型的誘導に現れない多彩なST変化(上昇と低下)と深い陰性T波(**図149**)。

確定診断のための検査
心臓超音波検査(左室壁や心室中隔の肥厚、ドプラ超音波で大動脈弁下狭窄)、心臓カテーテル検査、呼吸依存性の収縮期雑音の聴診。

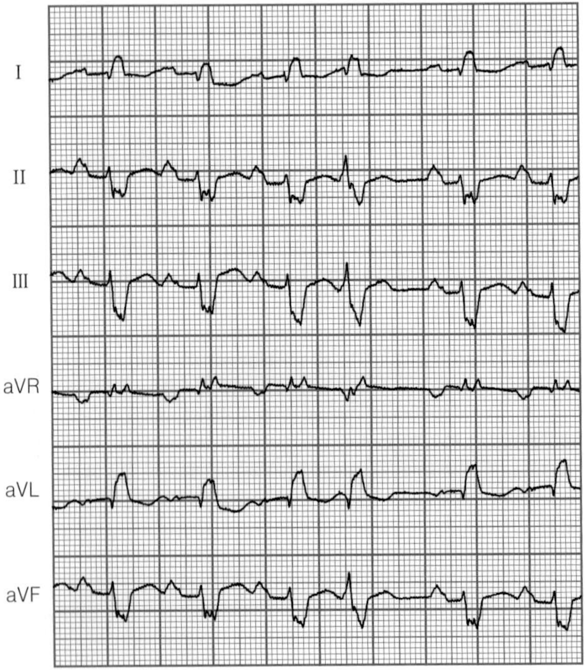

226　9. 心膜炎、心筋症

図148　拡張型心筋症
左脚ブロック、左房負荷、左脚ブロックによる再分極障害。心室性期外収縮がみられる。

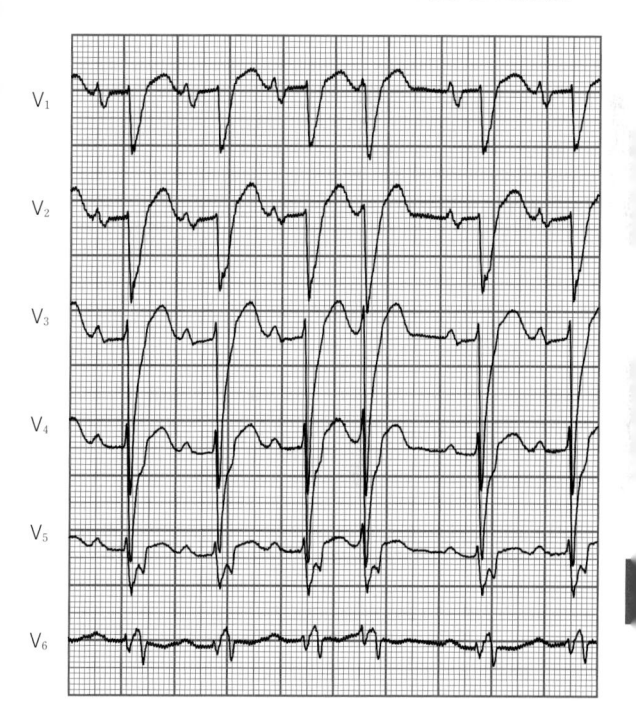

肥大型心筋症 227

228　9. 心膜炎、心筋症

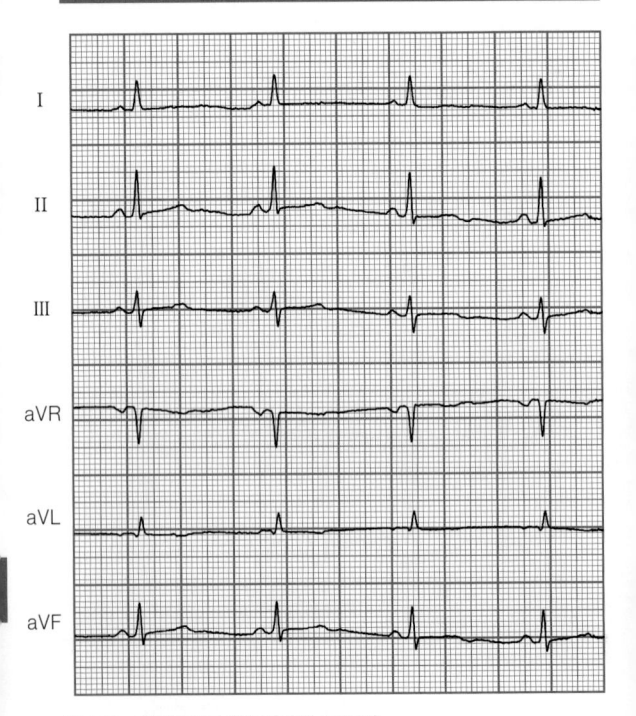

図149　閉塞性肥大型心筋症（HOCM）
左室肥大の所見（V_2 の S + V_5 の R > 3.5 mV）、偽性心筋梗塞の所見と類似した ST 部分の下降と上昇。

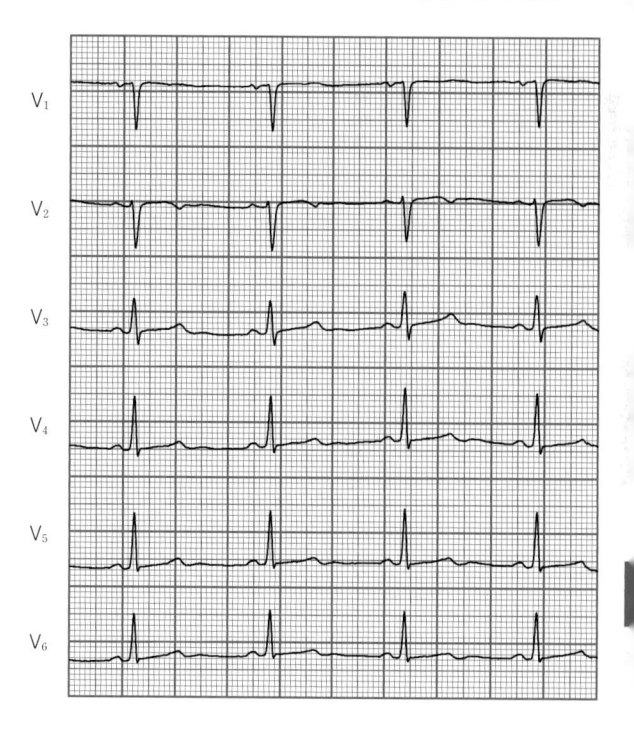

肥大型心筋症 229

10. 電解質異常、薬剤

10.1 低カリウム血症

　低カリウム血症は再分極障害の原因となる。ST下降と、TU波と融合する顕著に増高したU波を認める。低カリウム血症は、心房細動、心室細動や心室期外収縮などの不整脈を誘発しやすい。

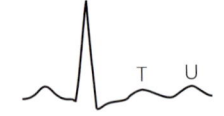

10.2 高カリウム血症

　高カリウム血症では、初めに増高した尖鋭のT波が現れ、その後平低化する。幅広いQRS群が現れる。ついに頻拍性不整脈となり、徐脈、心静止に至る。

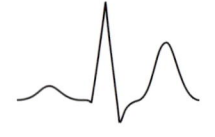

10.3 高カルシウム血症

高カルシウム血症は補正 QT 間隔(QTc)を短縮させる(正常図、9 ページ、図10)。

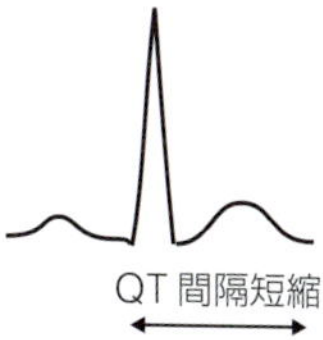

QT 間隔短縮

10.4 低カルシウム血症

低カルシウム血症は QT 間隔を延長させる。

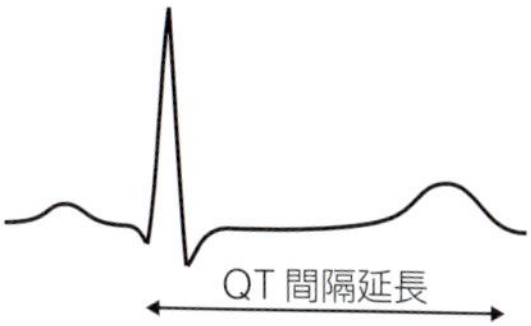

QT 間隔延長

> **注意**
> 電解質異常において、心電図変化と血清レベルは完全には相関しない。

10. 電解質異常、薬剤

Memo

0.5 ジギタリスによる心電図変化

心電図

　血中濃度が治療域にある場合、心電図は浅い ST 下降を示す（盆状降下）(**図 150**)。

　ジギタリスが過剰投与されると心房期外収縮や房室ブロック（II度＋III度）のような不整脈を引き起こす。

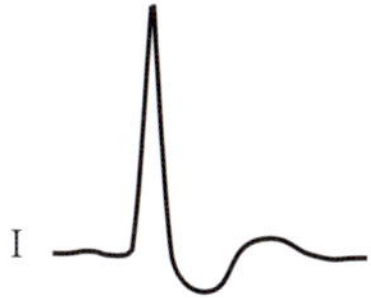

I

注意

　ジギタリスの効果は低カリウム血症や高カルシウム血症で増強する（230 ページ）。

234　10. 電解質異常、薬剤

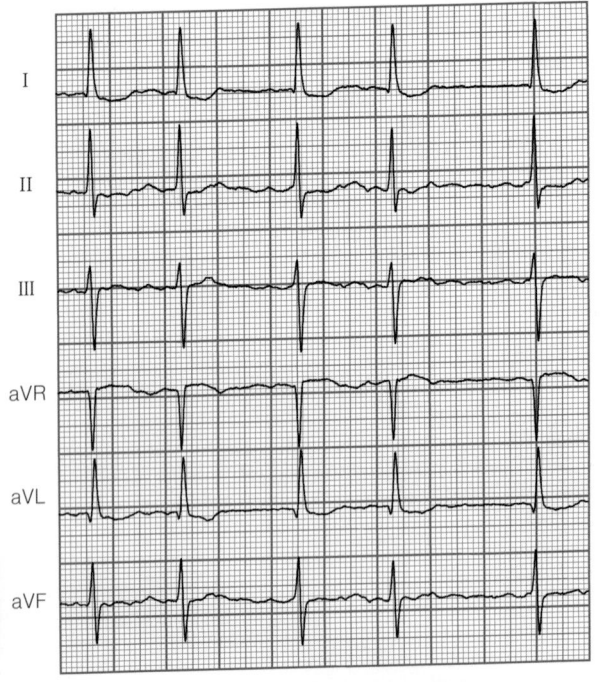

図150　ジギタリス投与中の心房細動（絶対性不整脈）
ジギタリスは心拍数のコントロールに必要である。V_5〜V_6で浅い陰性のST下降を認める（盆状降下）。

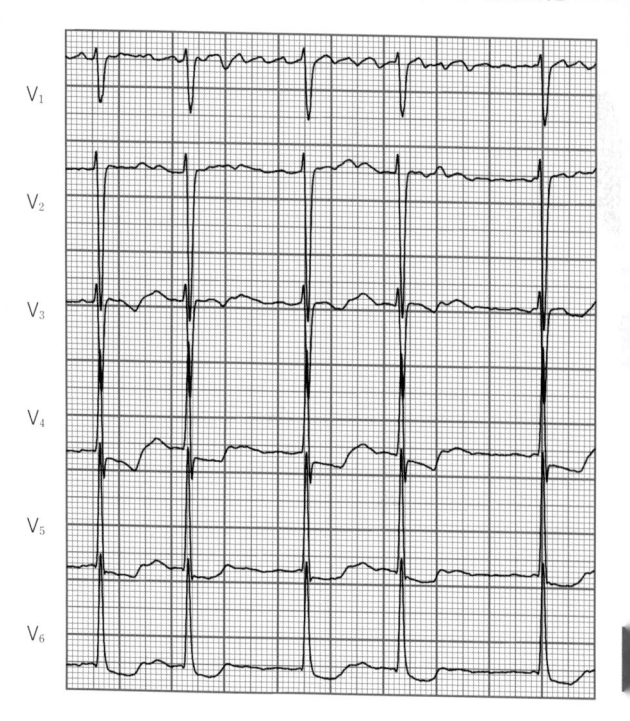

ジギタリスによる心電図変化 235

10. 電解質異常、薬剤

Memo

0.6 β遮断薬、Caチャネル拮抗薬

> **注意**
>
> 次にあげる薬剤は用量依存的にⅠ度房室ブロック、まれにⅡ度、Ⅲ度房室ブロックを引き起こす可能性がある。
> - ベラパミルのようなCaイオンチャネル拮抗薬
> - β遮断薬
> - β遮断効果を有する抗不整脈薬(ソタロール、プロパフェノン)
> - ジギタリス(233ページ)
>
> 特に洞不全症候群においてはこれらの薬剤は禁忌または慎重に投与されなければならない。ペースメーカー植込み前にこれらの薬剤を投与すべきではない。

238　10. 電解質異常、薬剤

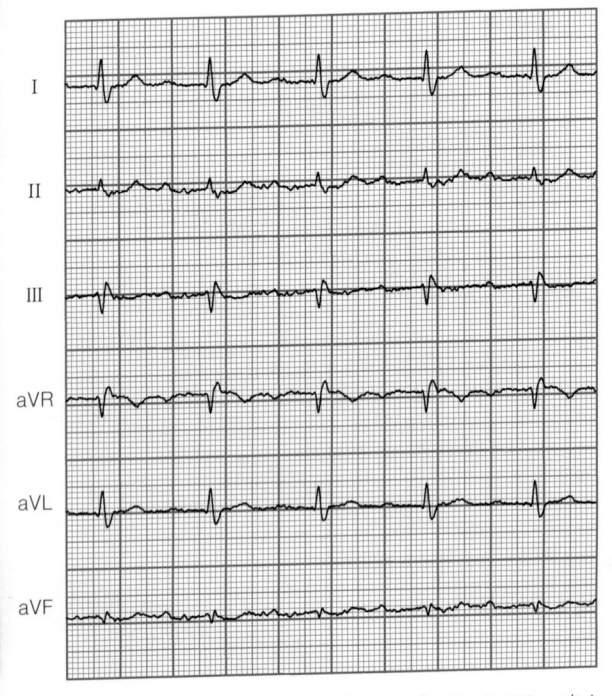

図 151　β遮断薬投与中の心電図変化（メトプロロール 100 mg を 1 日 2 回投与）
完全右脚ブロックと I 度房室ブロックを認める。

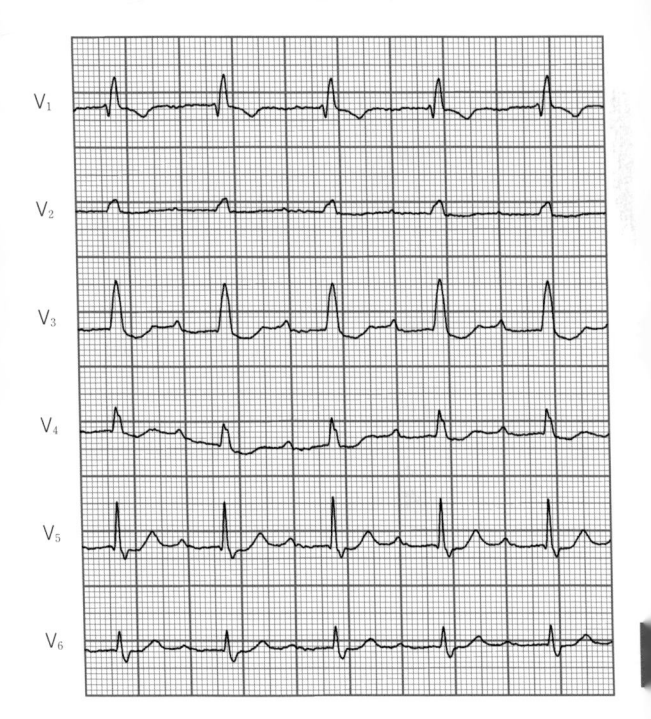

β遮断薬、Caチャネル拮抗薬 239

11. 電極のつけ違いとアーチファクト

11.1 誘導電極のつけ違い

四肢誘導でのつけ違い

　四肢誘導でのつけ違いは、異常な軸偏位あるいは不定軸（たとえばⅠ、Ⅱ、Ⅲ誘導でのQRS波の逆転など）から気づく。特に以前の心電図と比較することでよくわかる（図152）。

胸部誘導でのつけ違い

　胸部誘導でのつけ違いはV_1～V_6誘導のR波の異常な増高で気づく。電極の位置が高すぎる場合（たとえば第3肋間あるいはさらに第2肋間など）、心電図の前壁のR波は減高あるいは消失し、陳旧性心筋梗塞と誤診する可能性がある（図153）。

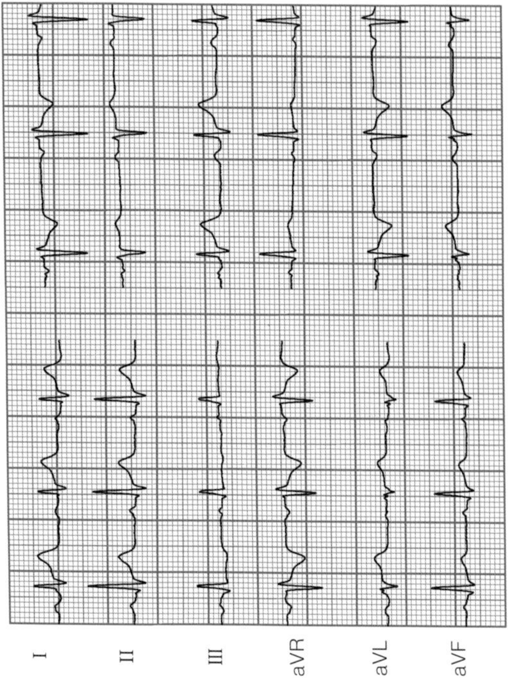

誘導電極のつけ違い 241

図152 右側はⅠ誘導での電極のつけ違い(黄色のケーブルを右腕に、赤色のケーブルを左腕につけている):左側が正しい:左側が正しい電極を装着した場合の誘導。

11. 電極のつけ違いとアーチファクト

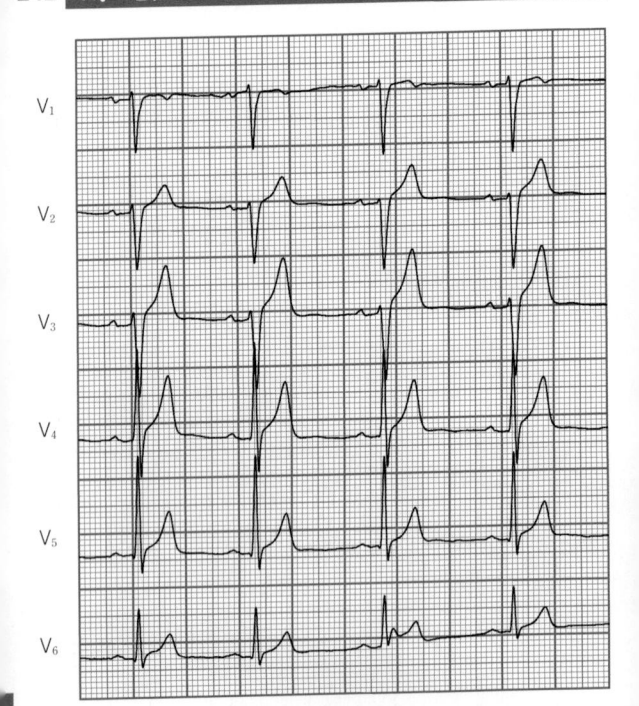

図153 第3肋間に置いた胸部誘導の電極
$V_1 \sim V_3$ でR波は減高し、陳旧性前壁心筋梗塞と誤診する可能性がある(左側心電図)。右が正しい誘導位置。

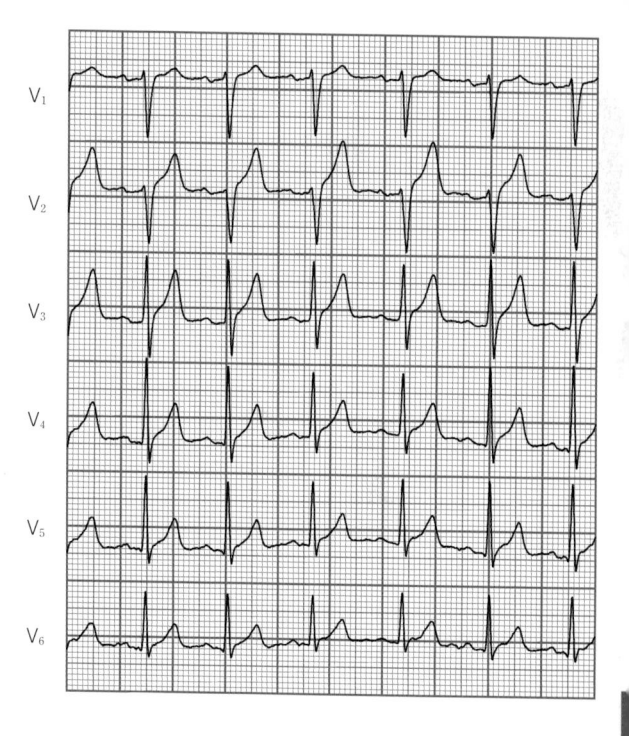

誘導電極のつけ違い 243

11. 電極のつけ違いとアーチファクト

Memo

1.2 その他の障害とアーチファクト

交流雑音

よくある妨害信号は交流雑音である(**図154**)。50 Hz の周波数なので簡単に検知される。可能性のある原因は、アースのとり損ない(黒色コードの装着異常)、あるいは金属カバーと指や足指の接触によるループの形成である。いずれの場合も、フィルタを挿入するより、原因を除去する努力をすることが望ましい。最近の心電計は 50 Hz の交流を選択的に除去する「ノッチフィルタ」を備えている。

筋肉の震え

筋肉の震えは、不規則で高振幅である(**図155**)ことが多く、しばしば P 波を識別できず、心房細動と間違える可能性がある。楽な姿勢で、膝の下に枕を入れて毛布で震えを取り除くなどすると原因の除去に効果的である。

電極の接触不良

電極の接触不良は診断を誤る原因となる。**図156** の V_1 誘導では心房細動と誤診する可能性がある。よく見ると他の誘導では規則正しい P 波が認められる。原因は V_1 誘導のコードの欠陥であった。

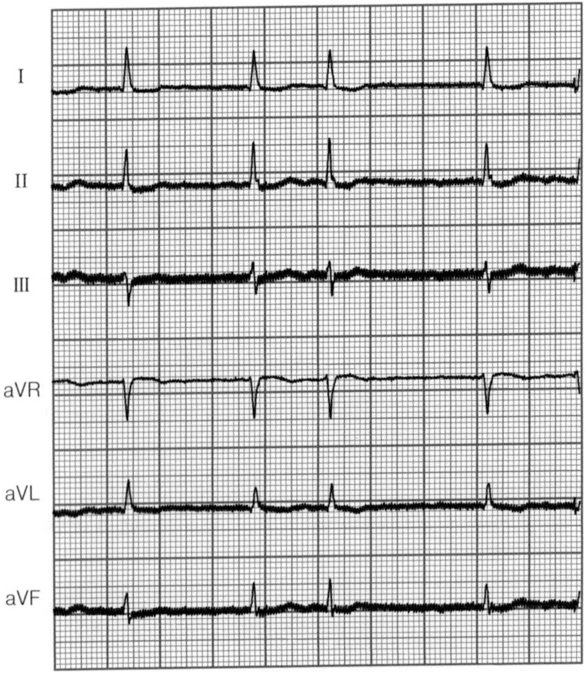

246　11. 電極のつけ違いとアーチファクト

図154 交流雑音による障害：50 Hz の高周波

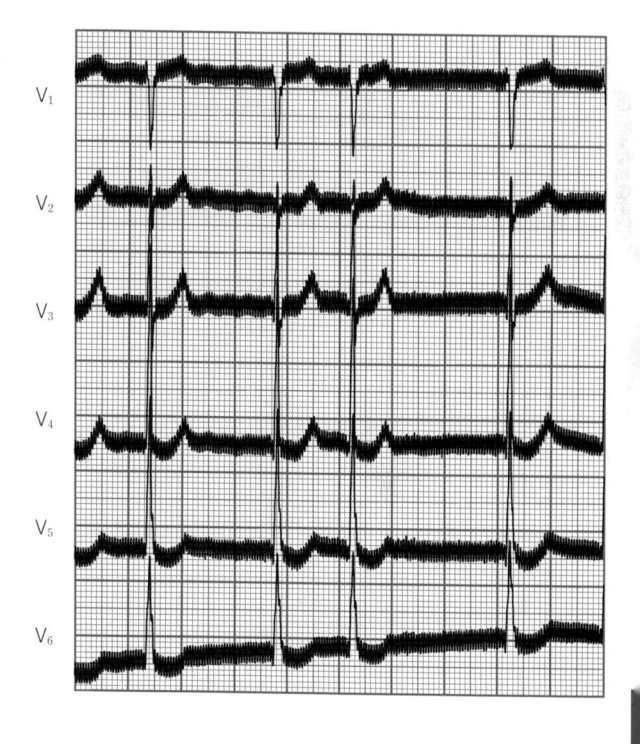

その他の障害とアーチファクト 247

248　11. 電極のつけ違いとアーチファクト

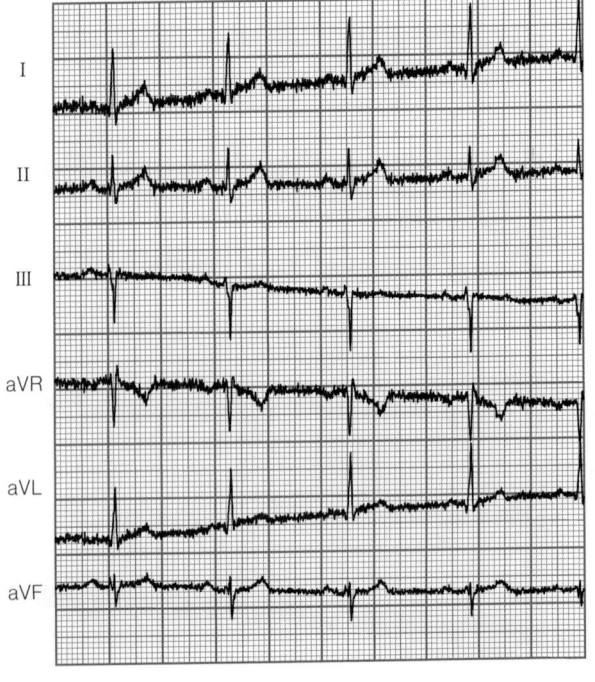

図155　筋肉の震えは不規則なパターンの高周波障害である。

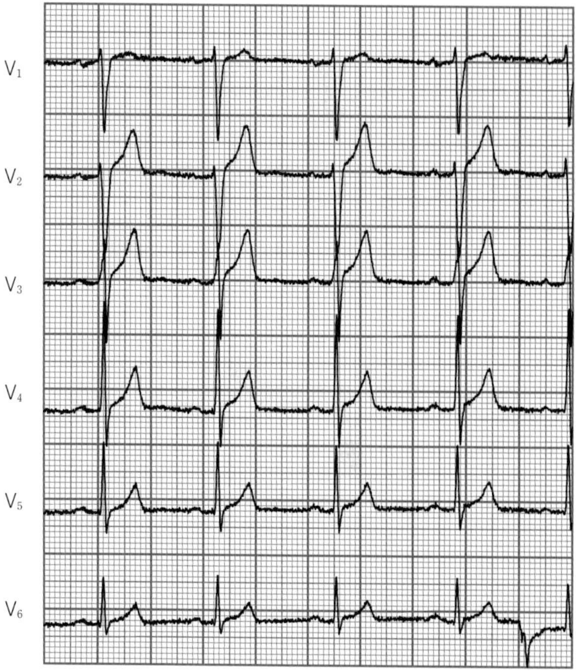

その他の障害とアーチファクト 249

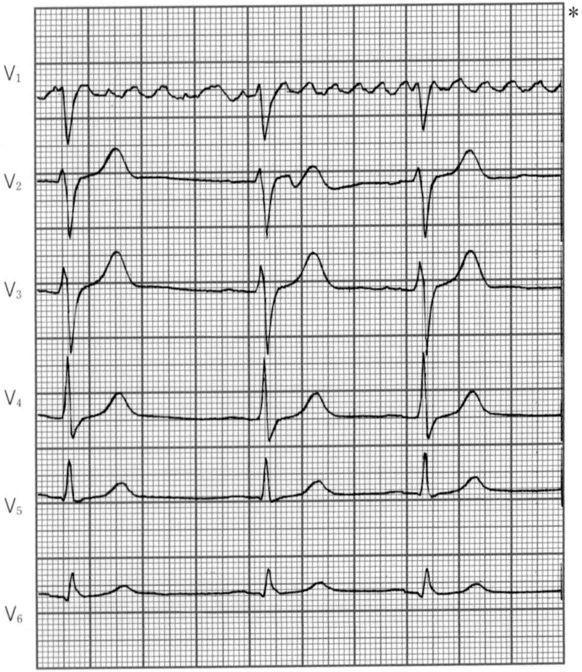

250　11. 電極のつけ違いとアーチファクト

図156 V_1 誘導の電極の接触不良
心房細動と誤診される可能性がある。ただし、他の誘導では規則正しいP波が認められる。

索引

数字

I 度洞房ブロック 124
I 度房室ブロック 66
II 度洞房ブロック 124, 125
II 度房室ブロック 70
III 度洞房ブロック 125
III 度房室ブロック 74

欧文

β 遮断薬 237

AAI 138
Adams-Stokes 発作 74
AH 間隔 70
atrial fibrillation (Af) 148
atrial flutter (AF) 156
atrial tachycardia 178
atrioventricular block (AV ブロック) 65
augmented leads 5
AV nodal reentry tachycardia (AVNRT) 160

Bayley's ブロック 61
Bazett の式 9, 212
bifascicular block 60
bundle branch block (BBB) 35

cardiomyopathy 215
carditis 215
carotid sinus syndrome 127
complete left bundle branch block (CLBBB) 45
complete right bundle branch block (CRBBB) 57

DDD 141
dilated cardiomyopathy (DCM) 224
DVI 140

Einthoven の四肢誘導 3
escape rhythms 117

Goldberger の増幅誘導 5

HV 間隔 70
hypertrophic cardiomyopathy (HCM) 225

ICD 196
incomplete left bundle branch block (ILBBB) 44
incomplete right bundle branch block (IRBBB) 52

J点 82
Jervell and Lange-Nielsen 症候群 212
junctional escape rhythm 117, 120

left anterior hemiblock (LAH) 40
left posterior hemiblock (LPH) 42
left ventricular hypertrophy (LVH) 30
lone Af 150
Lown 分類 185

Mobitz I 型 70
Mobitz II型 72
Mobitz 型 125
myocardial infarction (MI) 88
myocardial ischemia 79

neurocardiogenic syncope 132

non-Q-wave myocardial infarction 107

P 波 2
PR 間隔 8
preexcitation syndrome 176
premature atrial contractions (PACs) 182
premature ventricular contractions (PVCs) 184
Prinzmetal 型狭心症 83
programmed ventricular stimulation (PVS) 195

Q 波 2, 89
QRS 波 2
QRS 幅 15
QT 延長症候群 206, 212
QT 間隔 8, 16, 208
QTc 16, 206, 212

R on T 現象 184
R 波 89
――― 増高 15
reciprocal 誘導 91
reflex bradycardia 127
right ventricular hypertrophy (RVH) 26
Romano-Ward 症候群 212
RR 間隔 15

S₁Q₃型 13, 14
S₁S₂S₃型 13, 14
S波 2
sick sinus syndrome (SSS) 180
sinoatrial block 124
sinus tachycardia 145
Sokolow診断基準 26, 30
ST下降, 上昇 82
ST部分 2
ST変化 16
supraventricular tachycardia (SVT) 144
sustained ventricular tachycardia 191

T波 2, 16
—— の陰転 107
tachyarrhythmias 144
"tachy-brady" syndrome 180
tachycardia-bradycardia syndrome 180
torsade de pointes (TdP) 191, 204

U波 2

VAT 139
VDD 140

ventricular fibrillation (VF) 200
ventricular tachycardia (VT) 144
VVI/VVT 139

Wenckebach型 70, 124
Wilson'sブロック 61
Wilsonの胸部(前胸部)誘導 4
Wolff-Parkinson-White syndrome (WPW症候群) 166
——, 潜在性 168

和文

あ

アーチファクト 240
アイントーフェンの四肢誘導 3

い

依存型ペーシング 137
異型狭心症 83
異所性心拍 183
異常Q波 90
一次性QT延長症候群 212

索引

う

ウィルソンの胸部(前胸部)誘導 4
右脚 1
右脚ブロック 36
右軸偏位 13
右室肥大 26
右房負荷 23
植込み型除細動器 196
運動負荷試験 110

か

カルシウム(Ca)チャネル拮抗薬 237
下行型 ST 下降 82
下部房室接合部調律 121
下壁心筋梗塞 89, 91
過敏性頸動脈洞 129
拡張型心筋症 224
完全右脚ブロック 57
完全脚ブロック 35
完全左脚ブロック 45
貫壁性虚血 79, 88

き

記録紙 7
機能的左脚ブロック 50
脚ブロック 9, 35, 37
急性下壁心筋梗塞 100

急性心膜炎 215
急性前壁心筋梗塞 92
狭心症,Prinzmetal 型 83
狭心症,異型 83
胸部(前胸部)誘導,ウィルソンの 4
鏡像誘導 91
筋肉の震え 245

け

ケント束 166
経食道心エコー法 150
頸動脈洞症候群 127
頸動脈洞マッサージ 129
血管攣縮 83

こ

コッホの三角形 161
ゴールドバーガーの増幅誘導 5
古典的右脚ブロック 61
孤立性心房細動 150
交流雑音 245
抗凝固療法 149
高カリウム血症 230
高カルシウム血症 231

さ

左脚 1
左脚後枝 1
左脚後枝ブロック 42

左脚前枝 1
左脚前枝ブロック 40
左脚ブロック 30, 36
左脚分枝ブロック 38
左後枝ブロック 38
左軸偏位 12
左室肥大 30
左前枝ブロック 38
左房負荷 25
再分極異常 26
最大運動負荷 110
最大心拍数 110
最大耐用量 110
催不整脈作用 204
三枝ブロック 60
三尖弁閉鎖不全 23
三段脈 184

し

シングル・チャンバーシステム 137
ジギタリス 233
四肢誘導, アイントーフェンの 3
刺激伝導系 1
持続性心室頻拍 191
失神 127, 212
徐脈性心房細動 135
除細動 150
小児の心電図正常値 22
上行型ST下降 82
上室頻拍 144
上部房室接合部調律 120
心外膜下虚血 79
心筋虚血 79
心筋梗塞 6, 88
心筋酵素 89
心筋症 215
心室依存型ペーシング 139
心室オーバードライブ刺激 195
心室期外収縮 184
心室細動 200
心室肥大 26
心室頻拍 144, 184, 191
心室補充調律 117
心臓軸 10
心臓垂直電気軸 26
心臓突然死 200, 212
心臓の肥大 23
心臓ペースメーカー 137
心電図正常値, 小児の 22
心電図評価シート 17
心内膜下虚血 79
心拍数 7
心房依存型ペーシング 138
心房期外収縮 182
心房細動 148
　——, WPW症候群における 173

心房心室順次依存型ペーシング 140
心房粗動 156, 210
心房中隔欠損 23
心房同期心室依存型ペーシング 140
心房同調心室ペーシング 139
心房頻拍 178
心房補充調律 117
心膜炎 215
神経心臓性失神 132
神経調節性失神 132

す

水平位心 12
水平型 ST 下降 82
垂直位心 12
垂直位電気軸偏位 23

せ

センシング 137
正常心電図 8, 18
接触不良 245
接合部補充調律 117, 120
潜在性 WPW 症候群 168
前壁心筋梗塞 91
前壁の非 Q 波梗塞 108

そ

ソコロー診断基準 26

双極誘導 3
早期興奮 166
　—— 症候群 176
早期脱分極 166
僧帽弁 P 25
僧帽弁狭窄 25
僧帽弁逆流 25
増幅誘導, ゴールドバーガーの 5

た

多形性心室期外収縮 185
多形性心室頻拍 191
大動脈弁狭窄 30
脱分極 1, 117
　—— 不全 117
単形性心室頻拍 191

ち

チルト試験 132
中間位心 12
中枢性低電位 QRS 波 219
中部房室接合部調律 120
陳旧性心筋梗塞 89
陳旧性前壁心筋梗塞 5

て

デュアル・チャンバーシステム 137
デルタ波 168
低カリウム血症 230

低カルシウム血症 231
低電位 QRS 波 219
電解質異常 230
電気軸 15
電極のつけ違い 240

と

洞性頻脈 145
洞停止 124, 127
洞不全症候群 135, 180
洞房結節 1, 117
―― リエントリー 145
洞房ブロック 124
特発性心房細動 150

に

二枝ブロック 36, 60
二次性 QT 延長症候群 208, 212
二次的脱分極 117
二相性 P 波 25
二段脈 184

は

バゼットの式 9, 213
肺高血圧 23
肺性 P 23, 26
肺塞栓 52
反射性徐脈 127

ひ

ヒス束 1
―― 電位図 67
肥大型心筋症 225
非 Q 波梗塞, 前壁の 108
非 Q 波心筋梗塞 107
頻脈徐脈症候群 180

ふ

プルキンエ線維 2
プログラム心室刺激 195
不完全右脚ブロック 52
不完全脚ブロック 35
不完全左脚ブロック 44
副収縮調律 120
副伝導路 166

へ

ベイの定理 114
ペーシング 137
ペースメーカー 137
閉塞性肥大型心筋症 225
変行伝導 14

ほ

補充調律 117
補正 QT 間隔 16, 206, 212
房室解離 120

房室結節 1
　—— 逆方向頻拍 173
　—— 順方向頻拍 173
　—— リエントリー性頻拍 160
房室結合部調律 120
房室接合部頻拍 164
房室伝導 15
房室ブロック 9, 65
房室リエントリー 160

ま

末梢性低電位 QRS 波 219

め

めまい 128

迷走神経刺激 162

ゆ

誘導 3
　——, reciprocal 91
　——, 鏡像 91

り

リズム 15

る

ルイス円周 11

わ

ワット 110

クイックリファレンス

心肥大

右房負荷

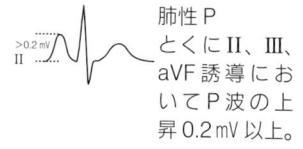

肺性P とくにⅡ、Ⅲ、aVF誘導においてP波の上昇0.2mV以上。

左房負荷

とくにⅠ、Ⅱ、V₁-V₃誘導におけるP波の増大0.1秒以上。V₁誘導においては、時に陰性成分が著明な二相性P波。

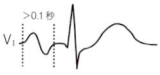

右室肥大

Sokolow診断基準：V₂誘導のR波＋V₅誘導のS波が1.05mV以上。
正常軸もしくは右軸偏位。時に右脚ブロック様心電図を呈する。

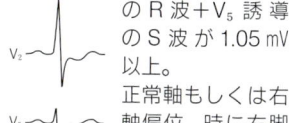

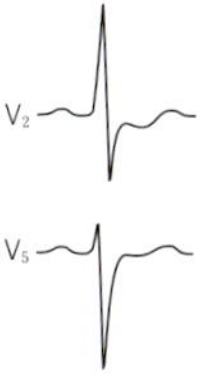

左室肥大

Sokolow診断基準：V₂誘導のS波＋V₅誘導のR波が3.5mV以上。正常軸・水平方向左軸偏位。

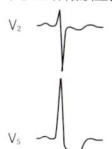

脚ブロック

左脚前枝ブロック

QRS幅の拡大を伴わない左軸偏位。

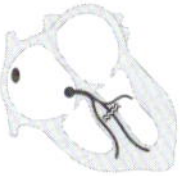

左脚後枝ブロック

QRS幅の拡大を伴わない右軸偏位。

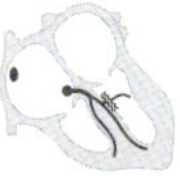

クイックリファレンス

不完全左脚ブロック
QRS 幅の 0.1 秒以上、0.12 秒以内の拡大。しばしば前壁誘導で R 波減高。

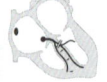

完全左脚ブロック
QRS 幅 0.12 秒以上の拡大。
V_6 誘導における心電図終末部の 0.05 秒以上の遅延。
高頻度に前壁誘導における R 波の欠如。
左前胸部再分極異常と ST 上昇。

不完全右脚ブロック
QRS 幅の 0.1 秒以上、0.12 秒以内の拡大。
V_1 誘導における心電図終末部の 0.03 秒以上の遅延としばしば V_1 誘導に R′ 波を認める。

完全右脚ブロック
QRS 幅 0.12 秒以上の拡大。
V_1 誘導における心電図終末部の 0.03 秒以上の遅延と V_1 誘導に rSr′ 波を認める。V_1-V_3 誘導に再分極異常。

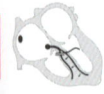

房室ブロック

I 度房室ブロック
伝導の持続的遅延。
PR 間隔は 0.2 秒以上であり、すべての P 波に QRS 波が追随している。

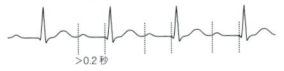

II 度房室ブロック Mobitz I 型 (Wenckebach 型)
間欠的な QRS 波の消失を伴う伝導不全。P 波がブロックされ QRS 波が脱落するまで PR の延長が進行する。

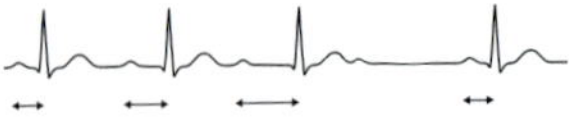

II 度房室ブロック Mobitz II 型
間欠的な房室伝導の不全であり、PR 間隔は正常範囲内な保たれる。

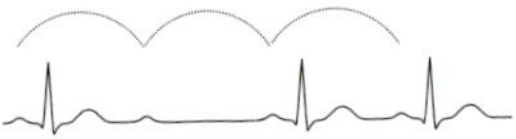

III度房室ブロック（完全ブロック）

心房と心室間におけるすべての電気的信号の完全な伝導ブロック。心房、心室拍動は各々独立することになる。補充調律は His 束（幅の狭い QRS）もしくは心室（脚ブロック様）などに局在される。

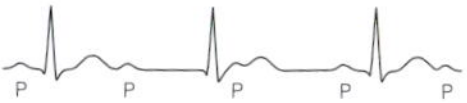

心筋虚血

狭心症
水平もしくは下行型 ST 下降。

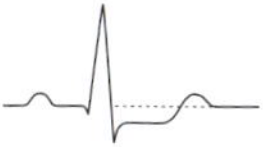

心筋梗塞
初期：T 波の増高。
ステージ I：ST 上昇および R 波があり、Q 波はなく T 波は陽性で保たれる。
中間期：ST 上昇と R 波の消失、Q 波が発生し、T 波の反転が認められる。
ステージ II：Q 波は増大し R 波は消失する。
ステージ III：前壁誘導では R 波は消失し、Q 波は前壁心筋壁領域に認められるようになる。T 波は再度陽性になり ST 上昇は消失する。

ステージ	時期	心電図	変化
初期	数分	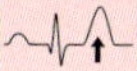	T 波の増高
ステージ I	6 時間未満	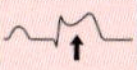	ST 上昇 R 波、Q 波はなし／小さい
中間期	6 時間以降	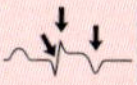	T 波の反転を伴う ST 上昇 R 波消失 梗塞 Q 波
ステージ II	数日	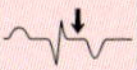	梗塞性 Q 波 T 波反転 ST 正常化
ステージ III	残留	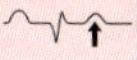	持続性 Q 波 R 波消失 T 波正常化

非 Q 波心筋梗塞
心内膜下梗塞で、T 波の陰転が前壁領域に認められるが、ST 上昇、R 波の消失や Q 波の形成は認められない。

徐脈性不整脈

接合部補充調律

1. **上部房室接合部調律**：
P波はⅠ、Ⅱ、ⅢおよびaVFでは陰性。PR間隔は短縮。
2. **中部房室接合部調律**：
P波はQRS波に埋没する。
3. **下部房室接合部調律**：
P波はⅠ、Ⅱ、Ⅲでは陰性であり、QRS波の直後に認める。

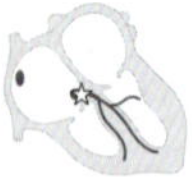

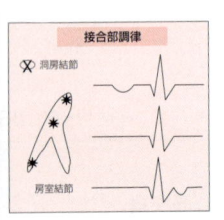

洞房ブロック

- **Ⅰ度洞房ブロック**： 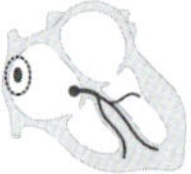
洞房伝導時間の延長。通常心電図では認識できない。
- **Ⅱ度洞房ブロック、タイプⅠ Wenckebach型**：
最終的に伝導途絶を伴う洞房伝導の進行性の延長。
PR間隔は一定であるが、洞間隔（PP間隔）は短縮し、2倍のPP間隔に至る前に脱落する。

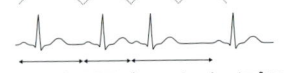

- **Ⅱ度洞房ブロック、タイプⅡ Mobitz型**：
洞間隔の整数倍の一過性洞休止。

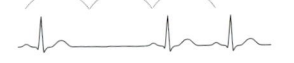

- **Ⅲ度洞房ブロック**：
完全ブロック。心停止や接合部もしくは心室脱分極領域からの補充調律。

反射性徐脈

- **頸動脈洞症候群**：
頸動脈洞の圧迫が洞徐脈や房室ブロックの原因となる。血管拡張による血圧低下も認められる。

- **神経心臓性失神**：
左室内の機械的受容体の刺激により惹起される。その結果として徐脈や末梢の血管拡張による低血圧をもたらす。

- **徐脈を伴う心房細動**：
P波の欠如、徐脈を伴う等電位線の不整と絶対性不整脈。

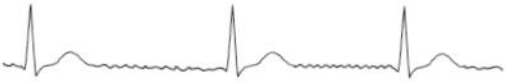

頻脈性不整脈

洞性頻拍
心拍数＞90拍・分の上室性頻拍。

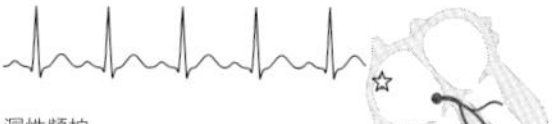

洞性頻拍

心房細動
P波が欠如し、等電位線の不整。
絶対性不整脈を伴い心房周期＞300/分でありまた、心室レートは＞90拍/分。

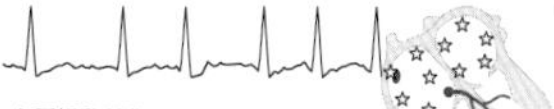

心房細動(Af)

心房粗動
240〜300拍/分の心房周期。鋸歯状のP波を有し、房室結節を通る規則的あるいは不規則な心室伝導。

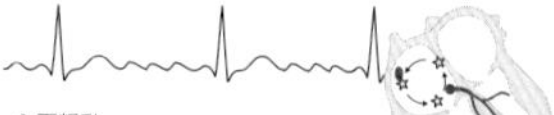

心房粗動
("鋸歯状")

房室結節リエントリー性頻拍
幅の狭いQRS波。P波はQRS内に埋没。房室結節リエントリーは再分極障害とST低下を引き起こすことがある。

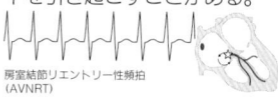

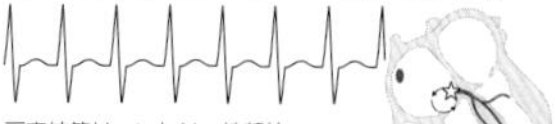

房室結節リエントリー性頻拍
(AVNRT)

WPW症候群

・WPWにおける洞調律：
PR間隔の短縮、デルタ波、QRS＞0.12秒、再分極障害。

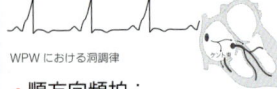

WPWにおける洞調律

・順方向頻拍：
規則性頻拍で幅の狭いQRS波。P波は初期ST部分のQRS波形終末部にみられる。デルタ波の欠如。

・逆方向頻拍：
規則性頻拍、デルタ波を有し、PR間隔短縮、幅の広いQRS波。

・WPWにおける心房細動：
RR間隔の変動(絶対性不整脈)。デルタ波の変形。QRS波形の変化。

心房頻拍
規則的な毎分100〜200回のP波を伴う心房頻拍。
P波がⅡ、Ⅲ、aVFで陰性のものもある。

洞不全症候群
頻脈(心房細動、心房粗動、心房頻拍)と徐脈(洞房ブロック、洞性徐脈)が交互に現れる。
時に房室ブロックが生じることもある。

心室期外収縮（PVCs）
幅広く(＞0.12秒)、形のQRS波形を有する異所性の心拍。
代償性休止期を伴うことがある。

・二段脈：
すべての洞心拍の後にPVCsが続く。

・三段脈：
すべての2拍の洞心拍の後にPVCsが続く。連発性。

・R on T現象：
PVCsが前心拍のT波の上方あるいは頂点に同時に生じる。

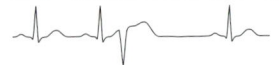

持続性心室頻拍
頻拍を伴う＞90拍/分の幅の広いQRS波形。
鑑別：脚ブロックを伴う上室性頻拍

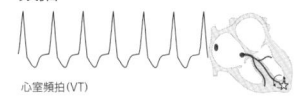

心室頻拍(VT)

心室細動
無秩序な心室における電気的興奮。

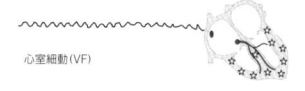

心室細動(VF)

QT延長症候群
補正QT間隔(QTc)の異常な延長。

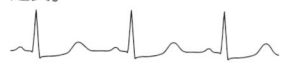

心膜炎、心筋症

急性心膜炎
前壁から後壁にわたる同時のST上昇、典型的なS波の形成。
心筋梗塞と間違った診断をすることもある。

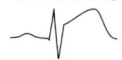

肥大型(閉塞性)心筋症
左室肥大の所見(sokolow診断基準)、非典型的位置での多様なST変化(上昇、下降)、深い陰性T波。

拡張型心筋症
非特異的再分極障害。
脚ブロック様に様相と不整脈。

電気的障害、薬剤

低カリウム血症
再分極障害、ST 下降、顕著な U 波で TU が融合することもある。

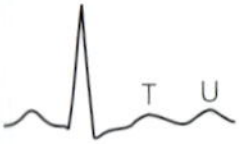

高カリウム血症
後半が平らとなる高く尖った T 波、幅の広い QRS 波形、最終的に頻拍となりその後徐脈、心静止となる。

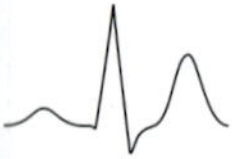

高カルシウム血症
補正 QT 間隔（QTc）の短縮。

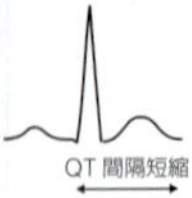

低カルシウム血症
QT 間隔の延長。

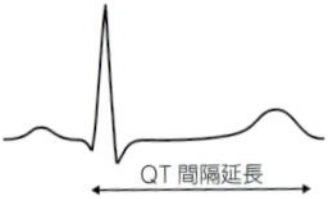

ジギタリスによる心電図変化
浅い ST 下降と房室ブロックの可能性。

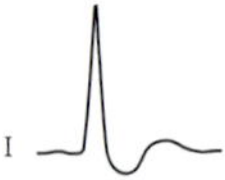

付録 267

心電図評価シート

患者　　生年月日 ____ 19__　性別 男・女
　　　診断名：
　　　抗不整脈薬：　　　　　　　　　　　　　　　ジギタリス ○

RR 間隔　正常 規則的か否か Y N

心拍数　____ /min　　頻脈（>90/min）　　徐脈（<50/min）○

P 波　陽性 I、II、III（洞調律）　Y N
　　　　正常（QRS に続く）　Y N -- 絶対不整脈（心房細動）○
　　　　　　　　　　　　　　　　　鋸歯波（心房粗動）○

PR 間隔　0.12～0.20 s Y N ----- 短縮<0.12 s ○　　延長>0.2 s（AV block）○

軸偏位　$S_I Q_{III}$ 型　　（$S_I S_{II} S_{III}$ 型）　　高度な軸偏位 ○
　　　　　　　　　　　左軸偏位 ○　　　右軸偏位 ○
　　　　正常 ○

QRS 波　QRS 幅正常<0.1 s Y N -- 不完全脚ブロック（0.10～0.12 s）○
　　　　　　　　　　　　　　　　 完全脚ブロック（>0.12 s）○
　　　　　　　　　　　　　　　 V_1 誘導における終末部伝導遅延（>0.03 s）→右脚ブロック ○
　　　　　　　　　　　　　　　 V_6 誘導における終末部伝導遅延（>0.05 s）→左脚ブロック ○

R 波の電位　正常 V_1～V_6 Y N -- R 波減高　V_1 V_2 V_3 V_4 V_5 V_6

Q 波　Q 波異常の有無 N Y　　V_1 V_2 V_3 V_4 V_5 V_6　II III aVF

心肥大の徴候　N Y　　$S_{V2}+R_{V5}>3.5$ mV（Sokolow 左）○　$R_{V2}+S_{V5}>1.05$ mV（Sokolow 右）○

ST 成分　ST 成分の偏位 Y N -- ST 上昇　V_1 V_2 V_3 V_4 V_5 V_6　I II III aVR aVL aVF
　　　　　　　　　　　　　　ST 下降　V_1 V_2 V_3 V_4 V_5 V_6　I II III aVR aVL aVF
　　　　　　　　　　　　　　　上行型　　　水平型　　　下行型

T 波　陽性 T 波 I～III、V_1～V_6 Y N -- 陰性 T 波　対称型　　前終末部　　終末部

QT 間隔　QT_C 正常 Y N　QT 間隔：____　補正 QT 間隔（QT_C）____　Bazett の式：$\dfrac{QT(s)}{\sqrt{RR(s)}}$
　　　　　（0.40～0.44）

評価記入欄
（心電図診断）
　　　　　正常 ○　　　境界域 ○　　　異常 ○

　　　　　署名欄　　　　　　　　　　　　　　　年月日 ____ 20__

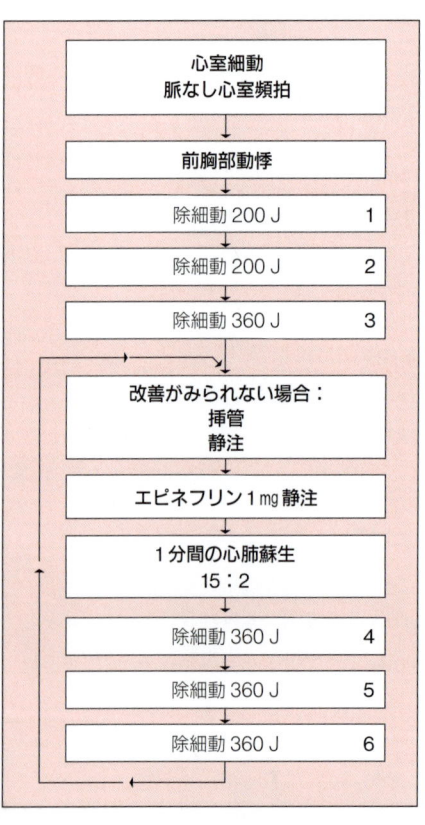

心室頻拍と心室細動の救急ガイドライン

```
心室細動
脈なし心室頻拍
    ↓
前胸部動悸
    ↓
除細動 200 J          1
    ↓
除細動 200 J          2
    ↓
除細動 360 J          3
    ↓
改善がみられない場合：
挿管
静注
    ↓
エピネフリン 1 mg 静注
    ↓
1 分間の心肺蘇生
15：2
    ↓
除細動 360 J          4
    ↓
除細動 360 J          5
    ↓
除細動 360 J          6
```

心筋梗塞：部位とステージ

梗塞部位	I	II	III	aVL	aVF	rV₄	V₂	V₃	V₄	V₅	V₆
心尖部	+			+			+	+	+		
前壁中隔							+	+			
前側壁	+			+						+	+
後側壁			+		+					+	+
下壁		+	+		+						
右心室			+		+	+	(+)				

ステージ	時間	心電図	診断基準
初期	数分間		T波の増高
ステージI	6時間未満		ST上昇 R波 Q波はなし/小さい
中間期	6時間以降		T波の反転を伴うST上昇 R波消失 梗塞Q波
ステージII	数日		梗塞Q波 T波反転 ST正常化
ステージIII	残留		持続性Q波 R波消失 T波正常化

QT間隔の計算図とバゼットの式

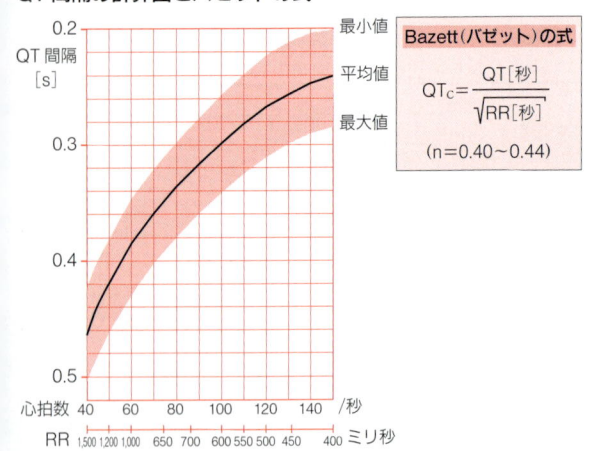

心拍数 [/秒] / RR [ミリ秒]

| 最小値 | 平均値 | 最大値 |

Bazett（バゼット）の式

$$QT_C = \frac{QT[秒]}{\sqrt{RR[秒]}}$$

($n = 0.40 〜 0.44$)

正常間隔とSokolowの式

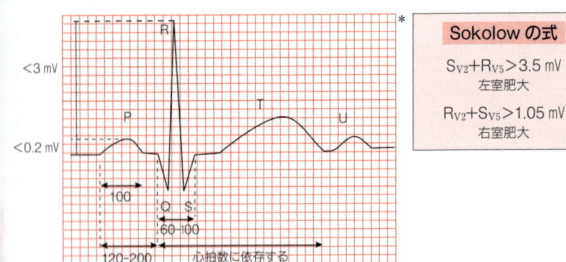

<3 mV
<0.2 mV

100
60-100
120-200 心拍数に依存する

Sokolowの式

$S_{V2} + R_{V5} > 3.5$ mV
左室肥大

$R_{V2} + S_{V5} > 1.05$ mV
右室肥大

付録 271

心臓電気軸とルイス円周

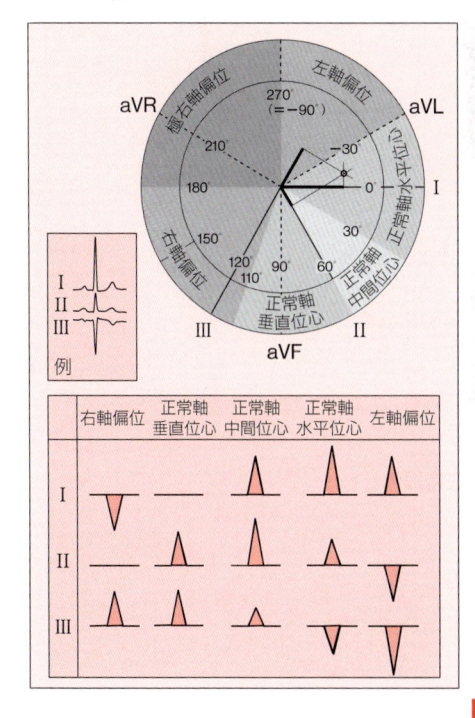

	右軸偏位	正常軸 垂直位心	正常軸 中間位心	正常軸 水平位心	左軸偏位
I	▽	△	△	△	△
II	△	△	△	△	▽
III	△	△	△	▽	▽

Memo

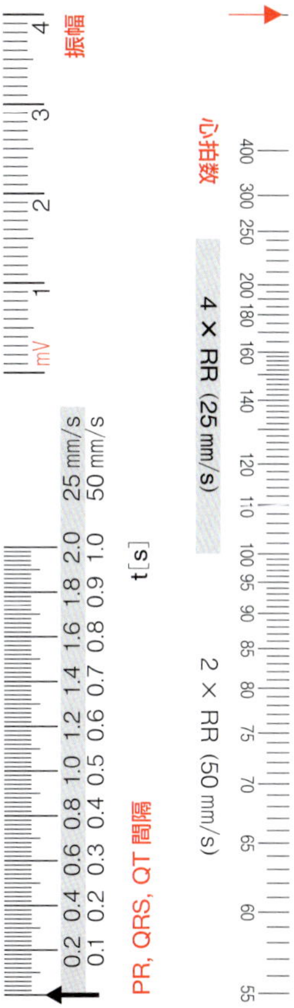

ECG Ruler

*切り離してお使いください

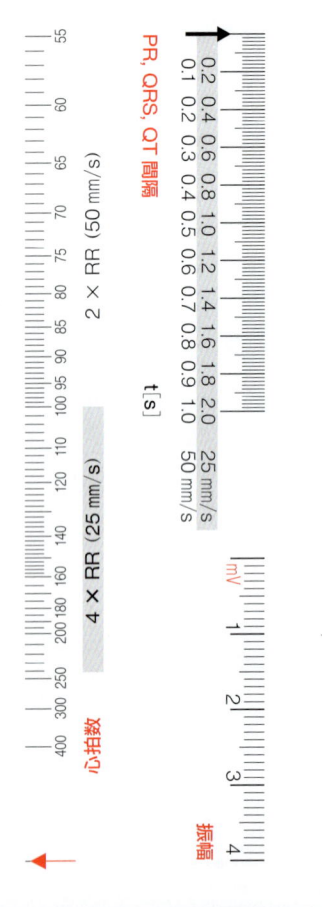

PR, QRS, QT 間隔

2 × RR (50 mm/s)

4 × RR (25 mm/s)

t [s]

25 mm/s
50 mm/s

心拍数

振幅

mV

ECG Ruler
*切り離してお使いください